Lena

W0329084

LUISA FRANCIA

Weidenfrau und Wiesenkönigin

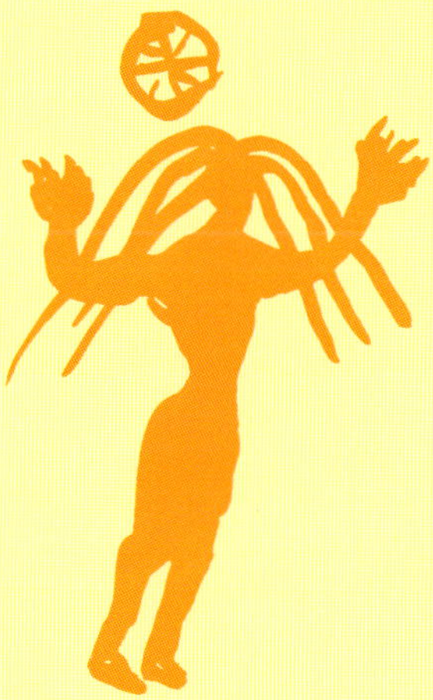

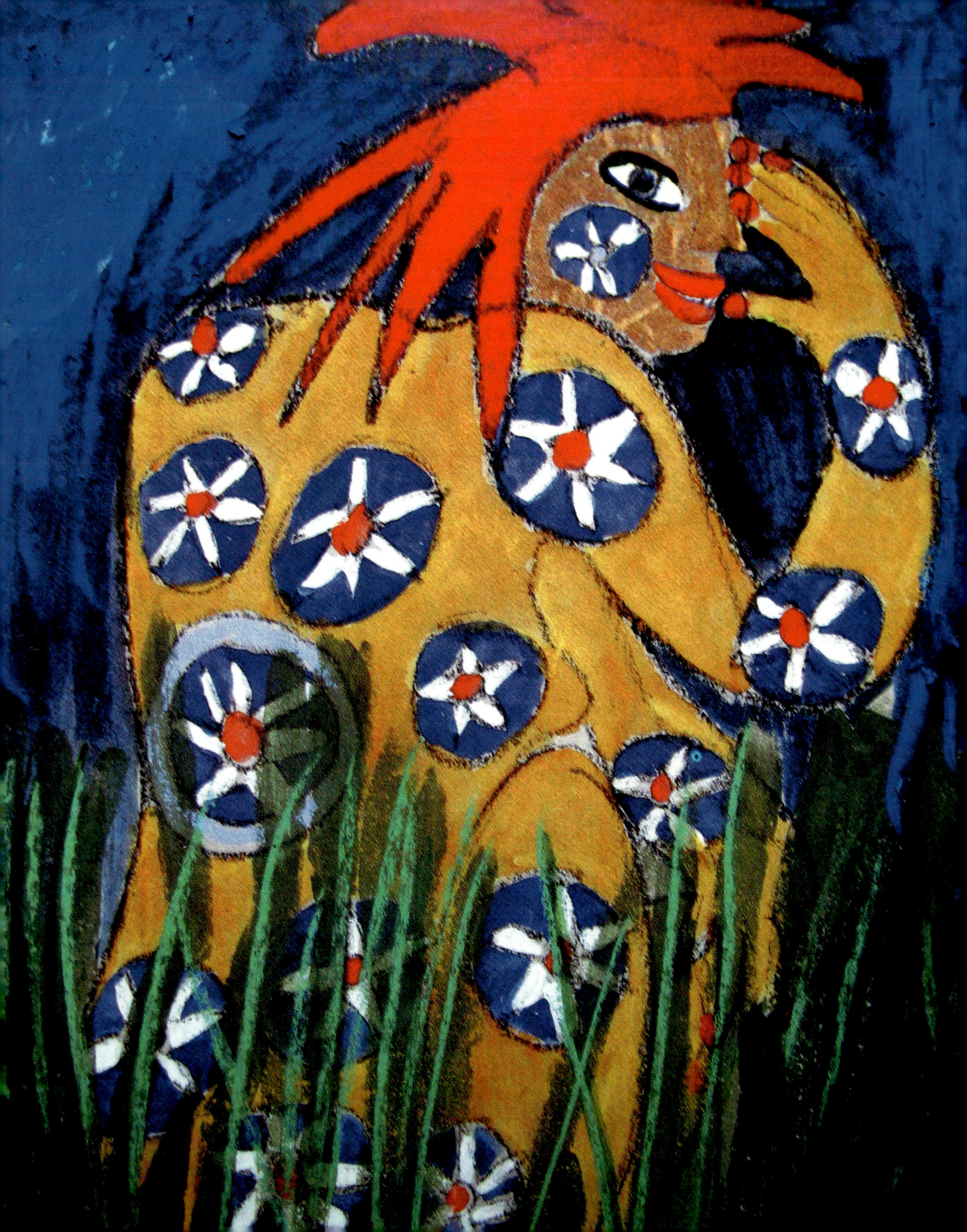

Luisa Francia

Weidenfrau und Wiesenkönigin

Magie und Heilwissen aus der Natur

nymphenburger

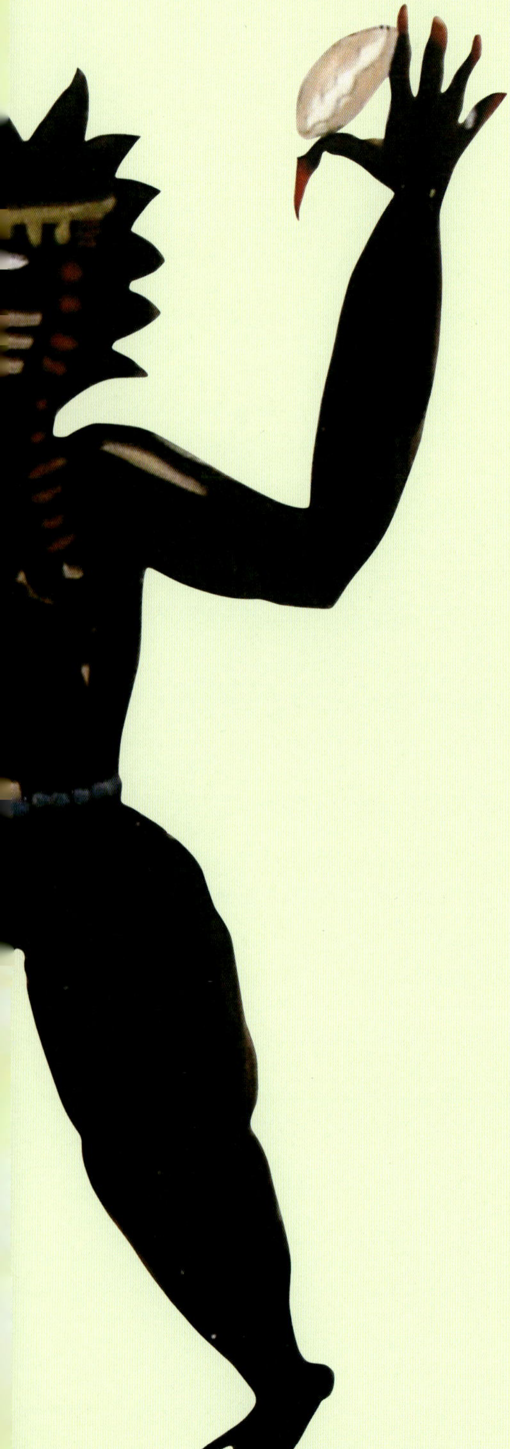

Inhalt

TEIL 1

MAGIE ALS ÖKOLOGISCHES KONZEPT 7

Die Sprache der Pflanzen 8

Freundschaft – Abneigung 14

Die blaue Blume 23

TEIL 2

PFLANZEN, STEINE, GÖTTINNEN 27

Die Hüterin des Schattenreichs 28

Die Unsichtbare 34

Die Fremde 39

Die Heilerin 45

Die Uralte 49

Die dreifache Göttin 60

Die Göttin im Baum 67

Die Zaunreiterin 71

Die Traumspinnerin 79

Die Wiesenkönigin 83

Die Seelenhüterin 86

Die Beschützerin der Wildnis 91

Die Weidenfrau 98

Die Ahnin 102

Die Erweckerin 106

Die nährende Mutter 110

Die Lichtbringerin 113

Die Meermutter 118

Das kosmische Gelächter 121

TEIL 3

ANWENDUNGEN *126*

Pflanzenmeditation *127*

Die Pflanze finden, die mich heilen kann *127*

Kräuterwanderung ohne Absicht *128*

Lieblingsspaziergangstee *130*

Vier-Jahreszeiten-Wanderung *130*

Die Nachtwanderung *132*

Kräuter schneiden, verarbeiten, aufbewahren *134*

Tinkturen herstellen *136*

Blütenessenz aus der lebenden Pflanze *137*

Essenz aus Steinen *139*

Tee *139*

Die Verdauungsorgane überraschen *139*

Pflanzen haltbar machen *140*

Fettauszug *140*

Heiße oder kalte Umschläge *141*

Räuchern *141*

Wurzeltrance *142*

Heilwanderung *143*

Die fünf Universalheilerinnen *144*

ANHANG *147*

Göttinnen, Ahninnen, wilde Frauen *148*

Pflanzenregister *154*

Literaturhinweise *155*

Tipps und Adressen *156*

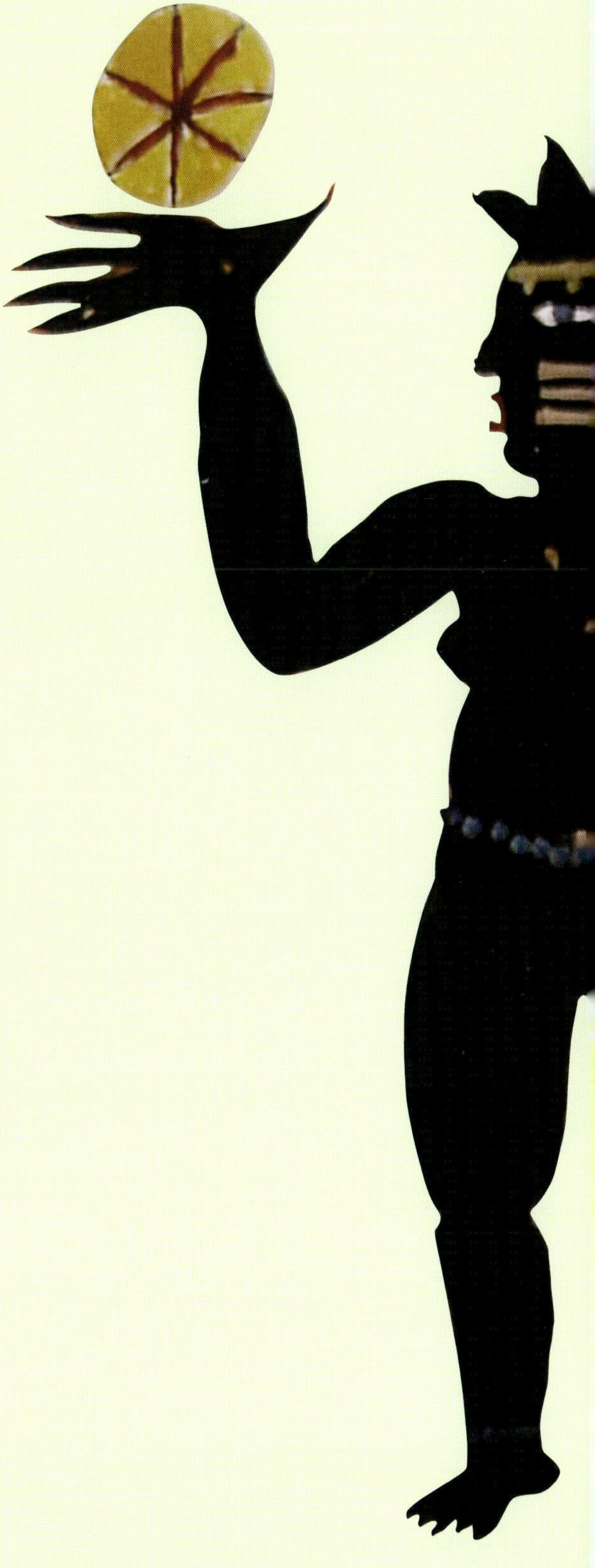

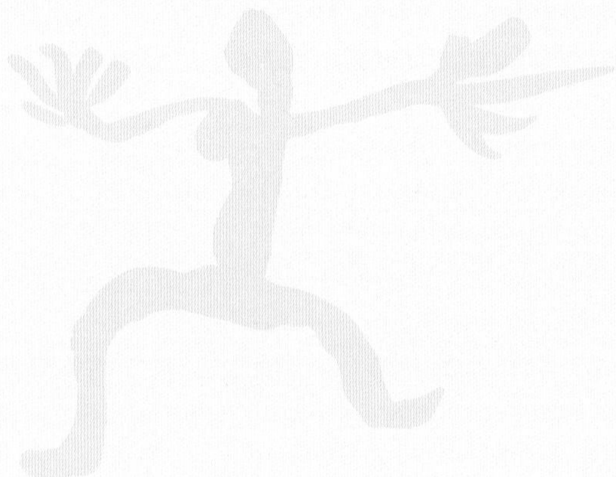

Informationen zur Autorin unter www.salamandra.de
und zum Verlag unter www.nymphenburger-verlag.de

1. Auflage Februar 2009
2. Auflage November 2009

© 2009 nymphenburger
in der F. A. Herbig Verlagsbuchhandlung GmbH, München.
Alle Rechte vorbehalten.
© Alle Fotos und Illustrationen: Luisa Francia
Schutzumschlagmotiv: Luisa Francia
Satz und Layout: Wolfgang Heinzel
Druck und Binden: Offzin Andersen Nexö, Leipzig
Printed in Germany
ISBN 978-3-485-01169-3

TEIL 1

Magie als ökologisches Konzept

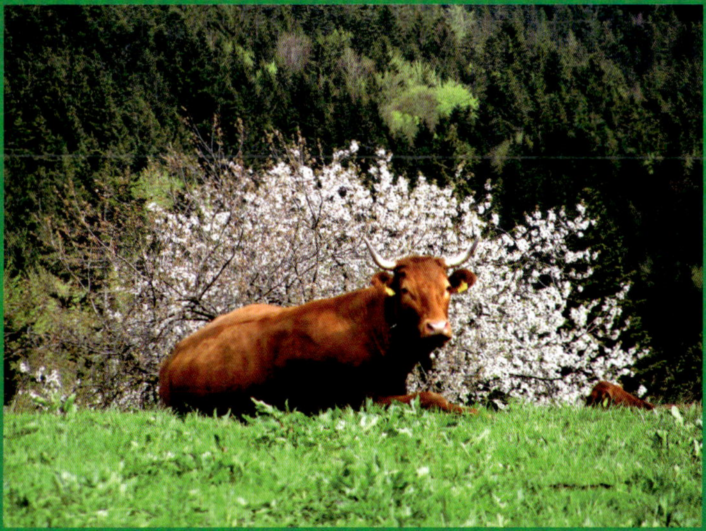

Die Sprache der Pflanzen

Dunkelheit legt sich über die Erde. Ein heller, lauter, aufgeregter Tag geht zu Ende. Ich liege auf einer Lichtung im Wald, umgeben von Gräsern, Schachtelhalm, Schafgarbe, Frauenmantel, Gewitterblumen, Wiesensalbei. Über mir hängen die wenigen Äpfel, die dieser uralte Apfelbaum noch hervorbringt. Über die rissige Rinde eilen Käfer und Insekten. Wann ist es Nacht? Gibt es Polaritäten wirklich? Gibt es den Augenblick, wo es hell war, und den, wo es ganz dunkel ist? Ist es nicht ein gemächlicher Vorgang, den man gar nicht so klar definieren kann? Ein Amselgesang liegt plötzlich in der Luft, so verführerisch und begeistert, dass ich mitpfeife. Immer komplizierter, immer komplexer und ausgefeilter kommt der Gesang der Amsel zurück. Bis ich es aufgebe, die Melodie nachzumachen. Jetzt triumphiert die Amsel mit ihrem schönsten Lied. In der Dämmerung steigt der Duft auf. Der Duft von Gräsern, von den Blüten, aus dem Hintergrund der Waldgeruch. Eine Sinfonie aus Düften, die mich umhüllt. Eine letzte Helligkeit verschwindet aus dem Himmel. Eingehüllt vom satten frischen Geruch der Natur, liege ich da und träume. Ins feine Wispern der Bäume knallt plötzlich der Lärm eines Mopeds. Ich werde wachsam. Ohne mich zu bewegen, erfühle ich den Raum zwischen mir und dem Lärm, meine Haut ist hellwach. Da sehe ich den Fuchs. Er steht bewegungslos am Waldrand. Meine Augen haben sich an die Dunkelheit gewöhnt, doch scheint es mir auch, als ob dieser Fuchs eine Art Helligkeit aus sich selbst erzeugt. Der Lärm klingt ab. Der Fuchs schnürt über die Lichtung.

Ein leises Knacken von Ästen. Meine Wahrnehmung dreht sich von der Lichtung fort in die Richtung, aus der das Geräusch kommt. Mir scheint, als sei ich in Bewegung, doch ich liege immer noch völlig unbeweglich auf der Erde. Mein Geist breitet sich aus, erzeugt Bilder, schlägt Szenarien vor und lässt sie wieder fallen. Ich drehe mich auf den Bauch. Unmittelbar unter meinem Gesicht steigt

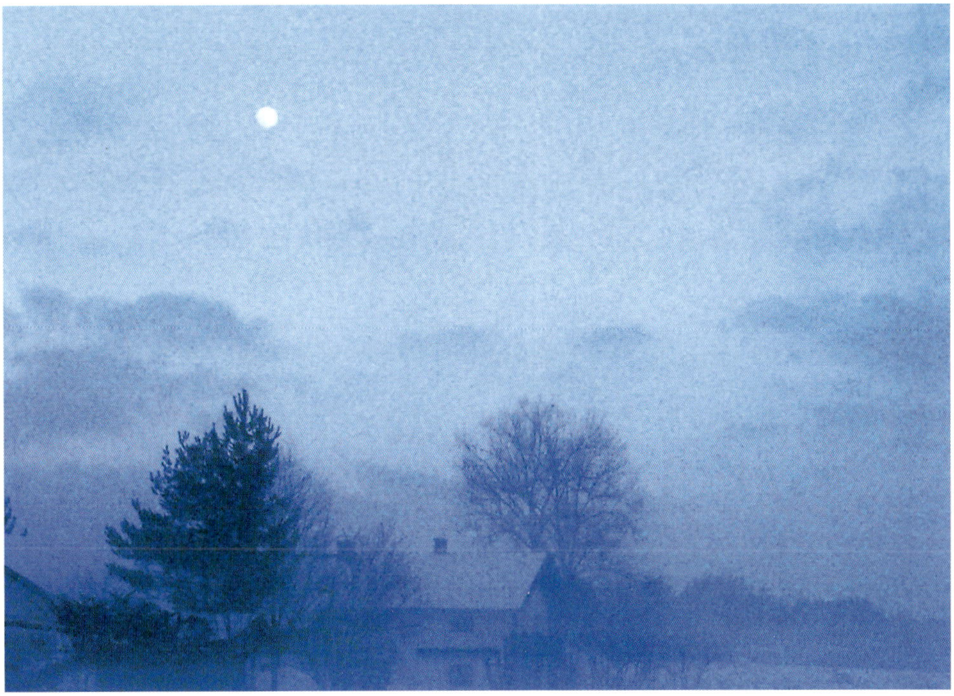

der feine herbe Geruch einer Schafgarbenblüte auf. Ich widerstehe dem Impuls, die Blüte zu pflücken. Beuge mich näher zu dem Duft und ziehe ihn ein. Der Duft der Blüte füllt meine Nasenlöcher und steigt auf in mein Hirn. Ich fühle, wie er den Raum in meinem Kopf erkundet und gleichzeitig meine Nerven besänftigt. Wie eine Sprache ohne Worte tauchen Fragen in mir auf: Wer bist du? Wie lebst du? Ich bin es gewohnt, schnell und effektiv zu sein. Wahrnehmen, weiterziehen, die Quintessenz finden – das ist meine Lebensenergie.

Doch jetzt fühle ich mich schläfrig und träge. Ich könnte aufstehen, aus dem Wald gehen, zum Bahnhof laufen und nach Hause fahren. Dort könnte ich mir Tee machen – wie riecht eigentlich Tee, bevor er aufgebrüht ist? –, könnte den Fernseher einschalten, einen Film oder eine Dokumentation anschauen, ins Bett gehen, schlafen. Doch etwas hält mich zurück. Bleib doch noch. Leiste uns Gesellschaft. Erzähle uns etwas. Was denn? Wie denn? Der Duft, der von dir ausgeht, erzählt. Du musst nichts tun. Bleib einfach. Ach. Da unterhalten sich die Pflanzen mit einer Substanz in mir, die ich nicht kontrollieren kann? Ich erzähle ihnen mehr, als ich preisgeben will? Meine feinen Duftstoffe geben gerade meine Lebensgewohnheiten, meine Trauer, meine Freude, meine Begeisterung, mein Entzücken durch. Gleichzeitig steigen Düfte aus der Erde, den Gräsern, den Blüten, den Bäumen auf und schweben durch meine Poren ins Innere meines Körperuniversums. Erzählen von Lebensgewohnheiten, vom Boden, vom Wasser, vom Sein und von der Angst.

Pflanzen haben auch Angst. Plötzlich spüre ich das. Sie erschrecken, als irgendwo in der Ferne ein Schuss knallt. War es nur die Fehlzündung eines Autos? Nur? Autos können für Pflanzen bedrohlich sein. Der Knall breitet sich in kalten Wellen in mir aus und fließt fort über die Lichtung.

Ich fühle mich ein in die Vielfalt der Impulse und Botschaften, die ich jetzt spüren, riechen, hören kann. Mein Atem ist so laut. Er nimmt die Düfte auf, wandelt sie in meinem Körper in Wohlbehagen und fließt aus mir heraus, wo die Pflanzen ihn aufnehmen und umwandeln. Ich falle in den Rhythmus des Atems mit den Pflanzen. Hin und her fließt die Luft. Mit jedem Atemzug komme ich den Pflanzen näher, nehmen sie mehr von meiner Energie auf. Ich bin berauscht von dieser feinen Essenz, die in meinem Körper zu Wellen von Entzücken zu explodieren scheint. Dann wird mir klar: Diese Lichtung mit all ihren Wesen und ich sind miteinander auf einem großen Trip. Wir geben uns gegenseitig, was uns fehlt. Ich reise mit dem Atem, bis mir schwindlig wird. Ich bin zu schwach. Eine ganze Nacht lang würde ich es gar nicht durchstehen. Vielleicht würde ich in einer Welle von Entzücken meinen Geist ganz aufgeben. Ich stehe auf. Kaum stehe ich auf den Füßen, kommt die Menschenkontrolle zurück. Abklopfen, die Kleidung von Erde und Gras befreien, räuspern. Ich gehe wie mancher meiner Liebhaber: als wäre nichts gewesen, als hätte ich die Ekstase dieser Begegnung nicht gespürt. Als sei es mir peinlich, dass ich mich so gehen ließ. Höre ich die Gräser lachen? Ein Ast hält mich auf. Na, was ist? Schon müde? Ich befreie mich sanft aus der Umarmung. Ich bin doch ein Mensch. Ich lebe in einer festen Behausung. Der Regen nährt mich nicht, er stört mich. Wenn ich tropfnass bin, denke ich zumindest kurz daran, dass ich mich erkälten könnte, obwohl ich mich nie davon erkälte, sondern fast immer von der Klimaanlage eines Flugzeugs. Ja, was ist ein Flugzeug, was ist eine Klimaanlage? Erkläre das mal einem Baum.

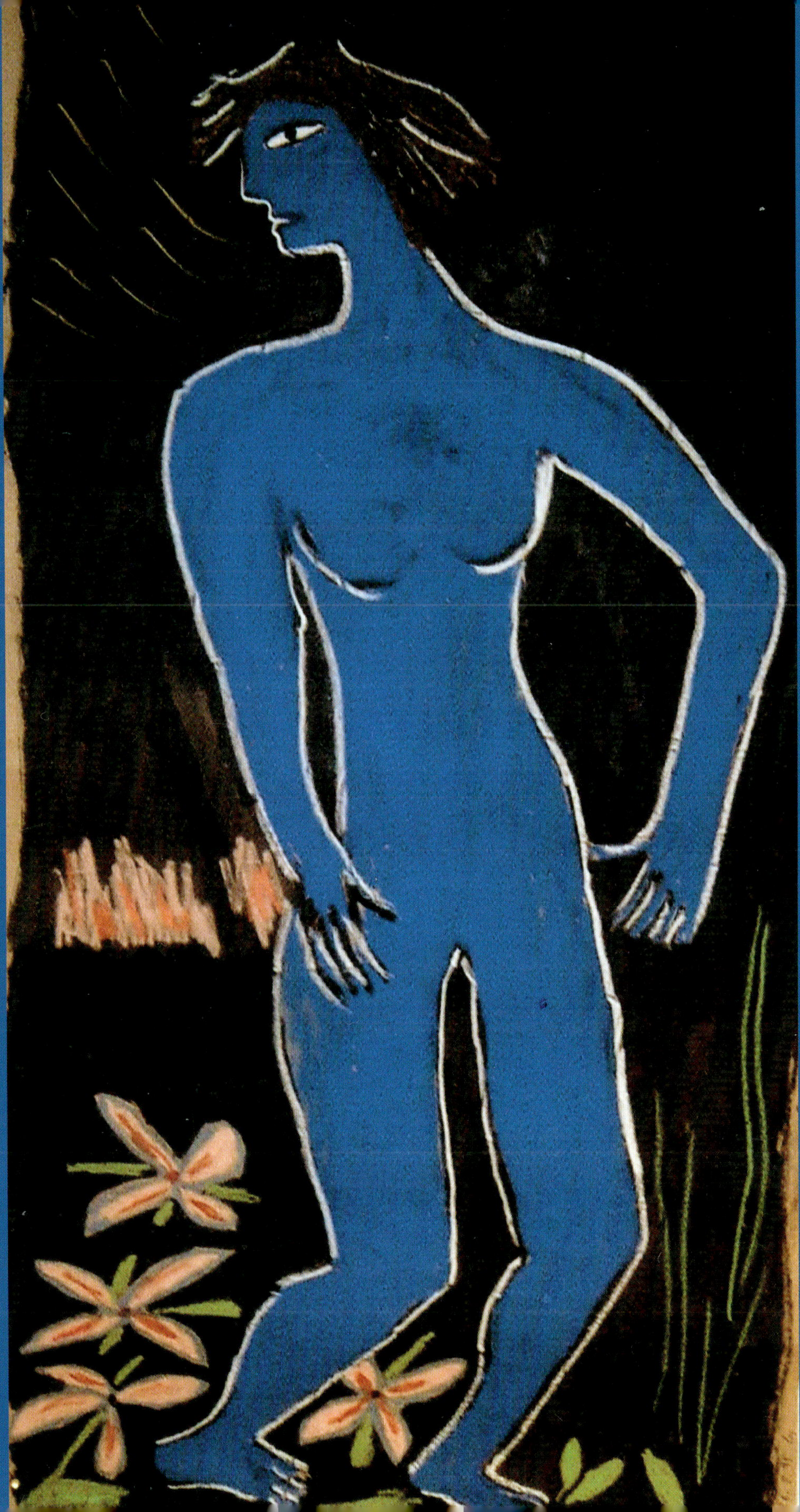

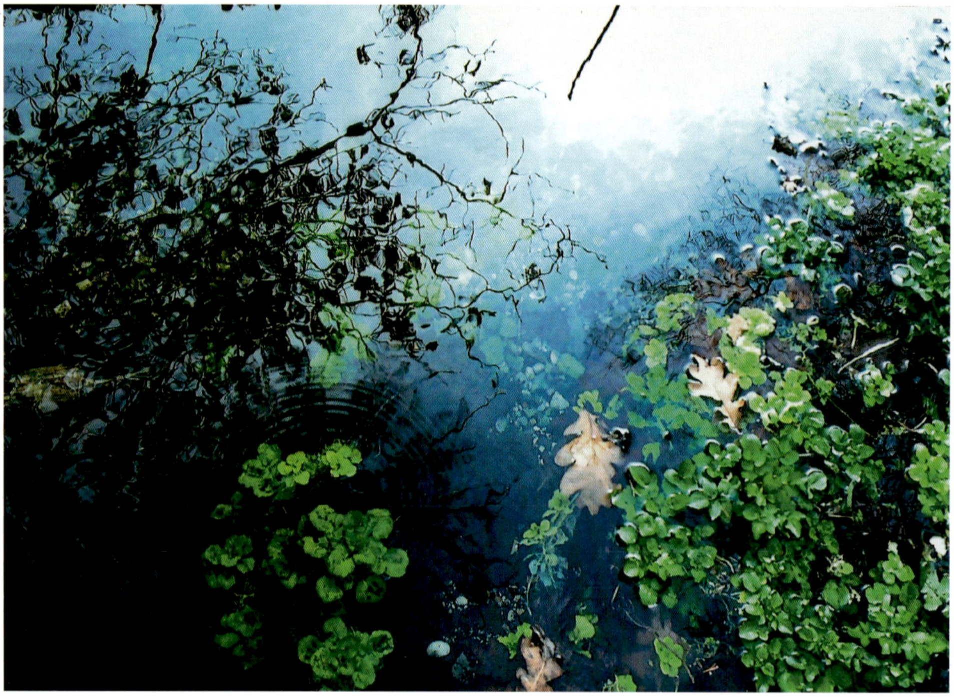

Ich gehöre zu der Spezies, die jubelt, wenn sie eine Seife mit echter Kräuteressenz für wenig Geld kaufen kann. Darüber muss ich nachdenken. Echte Pflanzen sterben, damit die Menschen ihren Waschzwang ausleben können? Was ist Schmutz überhaupt? Erde ist nicht Dreck. Die Frauen im Mittelalter, die im Kindbett starben, starben nicht, weil die Hebammen schmutzige Hände hatten. Sie starben, weil Ärzte kamen, die vorher tote Körper aufgeschnitten hatten und sich danach die Hände nicht wuschen. Wie lange gilt die Natur nun schon als Feind der Menschen? Sie stört, sie wuchert. Selbst im Zeitalter der Technologie, der Meteorologie ist sie nicht wirklich vorhersehbar oder kontrollierbar. Alle Versuche, die Natur endlich zu besiegen, müssen scheitern, am Ende werden auch die raffiniertesten Erfindungen der Menschen dem Urwald, der Flut, dem Erdrutsch, dem Feuer zum Opfer fallen.

Wir teilen die Welt in nützliche und unnütze Dinge ein. Wir sprechen von Nutzpflanzen und Schädlingen. Den Wesen der Natur sprechen wir die Lebendigkeit ab. Wir nutzen, was wir brauchen können, den Rest werfen wir weg.

Schlimmer noch: Wir nehmen den Pflanzen und Tieren das Leben, um unsere Gier zu befriedigen. Wenn wir einfach leben und im Verlauf dieses Lebens nehmen würden, was wir zum Leben brauchen, wäre das Gleichgewicht gar nicht gestört. Eine Pflanze schenkt mir ihre Lebenskraft. Ich schenke meine Kraft einem anderen Wesen und wenn ich sterbe, gebe ich mich ganz hin, so appetitlich wie möglich. Das wäre ja gar kein Problem.

Es ist still auf der Lichtung. Es scheint, als hören alle Pflanzen meinen Gedankenströmen zu. Das Problem ist die Gier. Die Gier nach allem. Obwohl wir wissen, dass wir ohne Pflanzen nicht existieren können, zerstören wir sie. Wir ziehen aus und schneiden Blüten und Pflanzen ab, reißen Wurzeln aus, liefern Pflanzenwesen und Tiere ans Messer, weil wir nicht genug bekommen. Wir ernten, verarbeiten, konservieren und vergessen. Da stehen die verstaubten Flaschen und Tiegel im Regal, die ich letztes Jahr nicht brauchte und dieses Jahr auch nicht. Ich bewahre sie auf als Mahnung: Unersättlich und gierig habe ich alles mitgenommen, von dem ich gelesen und gehört habe, dass es »Heilwirkung« hat. Viele Kräuter verstaubten mir, weil der Zeitpunkt nie kam, an dem ich sie wirklich brauchte. Die Heilwirkung verweigerte sich mir. Die trockenen Kräuter, die Kaltauszüge, die Fettauszüge wollten nicht wirken. Entmutigt hatte die Pflanze ihre Kraft aufgelöst und in die Luft abgegeben. Mir wurde immer mehr bewusst: Es geht gar nicht ums Ernten und Verarbeiten, sondern ums Fühlen, ums Riechen, ums Wahrnehmen. Manchmal gelingt die Verbindung und eine Pflanzen entscheidet sich für uns. Einmal wollte zum Beispiel Mädesüß mit mir gehen, so brühte ich mir gleich einen Tee und fühlte mich wohl und gesund, schmerzfrei, heiter. Doch sobald ich wieder anfing zu horten und zu lagern, gelang nichts mehr.

Komm doch zu uns, wir sind immer hier, sagten die Gräser. Stimmt doch gar nicht, sagte ich. Im Winter gibt es keine Kräuter. Die Wiese fing ein feines Lachen an. Ich bin hier, sagte die Kresse am Bach. Ich bin hier, sagte die Tanne. Wir schlafen, sagten die Gräser und Blumen, doch unsere Essenzen sind in der Erde, im Wasser. Ich kann doch nicht Erde essen? Na ja, ich kann Wasser trinken. Du kannst meine Rinde küssen, schlug die Tanne vor. Meine, rief der Apfelbaum. Meine, wisperten die drei Linden. Nimm uns mit, sagten die Lindenblüten. Reiß uns nicht aus, riefen die Schafgarben. Ich beugte mich noch einmal zum Boden, zu den Pflanzen. Sanft strich ich mit meiner Zunge über die Gräser und Blüten. Fuchsbandwurm, schrie es in mir. Jetzt bist du erledigt! Gleichzeitig stieg ein Lachen auf. Fuchsbandwurm. Das ist die Lösung. Jetzt können die Pflanzen aufatmen. Nach der Kontaminierung der Erde durch das Reaktorunglück in Tschernobyl kam der Fuchsbandwurm. Kamen die Zecken, vor denen alle Panik haben. Die Menschen meiden nun die Früchte und Pflanzen des Waldes. Wer wagt es noch, Klee zu kauen, Beeren zu pflücken, die ein Fuchs berühren könnte. Die Füchsin – meine Verbündete!

Ich wanderte aus dem Wald, hörte die Bäume flüstern, den Boden sich drehen und wenden. Meine Schritte waren so laut! Alle Wesen des Waldes konnten mich hören. Lachten sie?

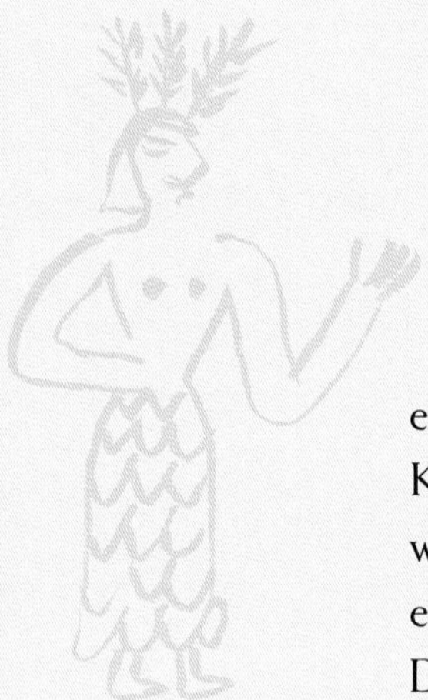

Freundschaft - Abneigung

Salbei hilft gegen Halsschmerzen, heißt es in Kräuterbüchern. Damit wird eine Art Universalregel aufgestellt: Jede Pflanze hat eine bestimmte Wirkung. Kennt man diese Wirkung, so kann eine Krankheit, ein Unwohlsein damit geheilt werden. Doch das ist nicht die ganze Wahrheit. Es ist nicht so, dass ein Mensch eine Krankheit hat, die von einer Pflanze oder von einem Mittel geheilt wird. Diese eher mittelalterlich plakative Vorstellung hat sich jedoch so stark eingeprägt, dass wir immer noch danach leben und handeln. Du hast Kopfweh? Nimm eine Tablette, trink diesen Tee. Oder nimm vielleicht homöopathisch Brechnuss oder Aconitum. Das hilft. Oder nicht. Mir hilft Homöopathie nicht, sagt die eine. Ich lehne Tabletten ab, sagt die andere. Die Wirklichkeit ist jedoch viel komplexer. Da ist das Körperuniversum mit den kleinen Völkern, den Botenstoffen, den Bakterien, Viren, Enzymen, Hormonen usw. Da sind die Pflanzen mit ihren vielfältigen Seinsebenen von Düften, Schwingungen, Farben. Da sind die Steine mit ihren Impulsen, die sie aussenden, von milder bis zu starker radioaktiver Energie. Alles, was existiert, ist umgeben von Energiefeldern, verbunden in Energienetzen und Energiewegen. Impulse feuern durch unser Hirn, durch die Luft, durchs ganze Universum. Im Körper haben wir alle möglichen Anlege- und Verarbeitungsstellen, die damit umgehen, sie lesen, übersetzen und anwenden. Auch Pflanzen und Tiere verarbeiten die Impulse. Sie sprechen nur nicht darüber. Die Sinne helfen uns, diese Impulse zu sortieren: Die Gerüche bis hin zu den feinstofflichen Pheromonen, Farben und Farbimpulsen, zum Beispiel das energiegeladene Rot, das die Fotozellen herausfordert, Geschmacksstoffe, die von den Papillarzellen auf der Zunge entschlüsselt werden, Wellen, Luftbewegungen, Wärme, Kälte, aufgenommen von der Haut, und dann natürlich die Töne, die eine zerstörerische, aber auch eine heilende Wirkung haben können. Die Vielfältigkeit der lebendigen Energie, die uns durchdringt und umgibt, lässt sich nicht so einfach linear beschreiben, behandeln und abhaken. Deshalb hilft bei einem Menschen ein Mittel gar nichts, das den anderen aus dem Totenbett springen lässt. Und deshalb können wir uns der Magie der Pflanzen, der Steine, der Natur auch nicht so nähern: ausreißen, verarbeiten, verschlingen und gesund werden. Das lässt sich ganz gut mit den Beziehungen der Menschen vergleichen: Man kann eine Freundin, einen Freund bitten, beim Umzug zu helfen oder eine Sache für einen zu erledigen, aber wenn das Verhältnis nur ein Nutzverhältnis ist, wird die Freundschaft bald vorbei sein und die Hilfe oder Aktion kann sich ins Gegenteil verkehren. So ist es auch mit Pflanzen, Steinen, Tieren und anderen Wesen um uns herum. Warum sollten sie uns helfen wollen, ja uns heilen, wenn wir sie immer nur ausbeuten und benutzen wollen? Wenn wir immer nur daran denken, was sie uns bringen? Wenn es gar kein Verständnis, keine tiefere Verbindung gibt?

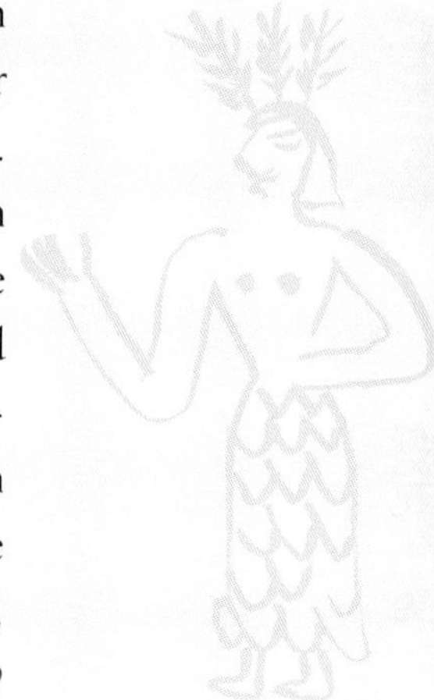

Wie es unterschiedliche Menschen gibt, so gibt es auch unterschiedliche Pflanzen der gleichen Art. Es gibt, um beim Salbei zu bleiben, schläfrigen Salbei, schlecht gelaunten Salbei, hellwachen Salbei, alten Salbei, jungen Salbei, sonnendurchfluteten Salbei, erdnahen Salbei, zu schnell gewachsenen Salbei, unglücklichen Salbei. Und es gibt das Phänomen einer spontanen Zuneigung oder Abneigung. Diese Stimmungen kennen wir zwar bei Menschen, Pflanzen würden wir sie allerdings nicht so ohne Weiteres zugestehen.

Eine Frau erzählte mir, sie habe sich einmal einen Salbeistock und einen Basilikumstock in einem Supermarkt gekauft. Alle Kräuterkundigen sagten ihr, dass

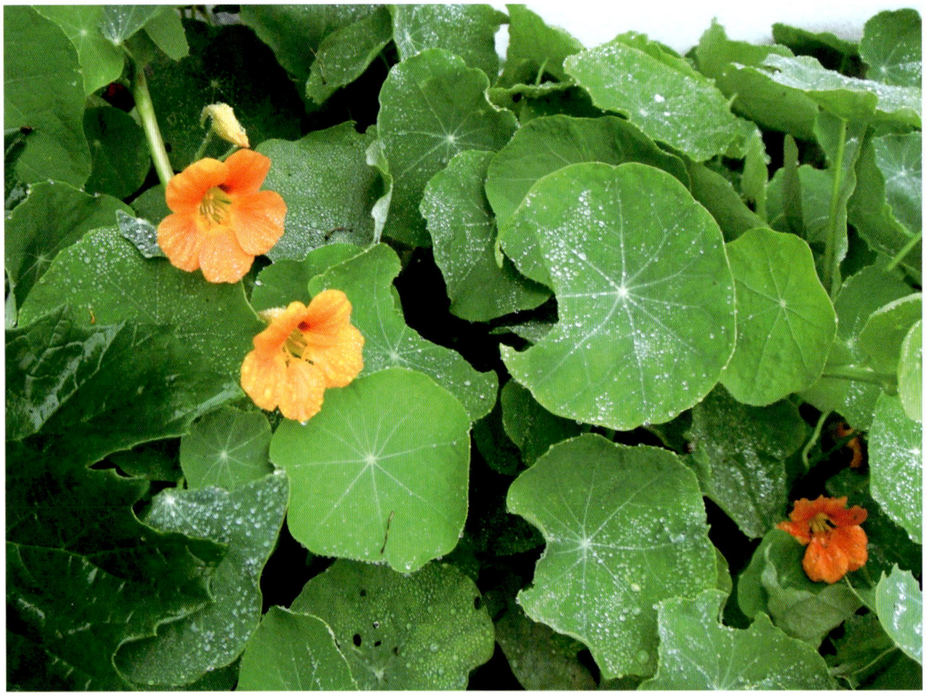

Salbei nicht lang lebe, wenn er nicht in den Boden eingepflanzt wird, und auch mit einem Basilikumstöckchen aus dem Supermarkt würde sie nicht glücklich werden. Als sie mir das erzählte, hatte sie beide schon fast fünf Jahre. Sie hat sie nie umgetopft, sich kaum gekümmert, gelegentlich einen Schluck Wasser hineingeworfen. Aber sie liebt diese beiden Pflanzen und die Pflanzen lieben sie. Ihre Blätter sind winzig, von intensivem Geschmack und Duft. Manchmal steht sie vor ihnen und spricht mit ihnen und es scheint, als antworteten sie.

Ich habe seit vielen Jahren einen Hibiskus. Er wächst schon seit einiger Zeit nicht mehr. Die Zweige stehen fast waagrecht aus dem Topf. Ich gieße ihn selten. Kümmere mich kaum um ihn. Alle zwei Jahre macht er zwei, drei Blüten, dann versinkt er wieder in diesen seltsamen abwesenden Zustand. Ich erwarte nichts von diesem Hibiskus, ich drohe ihm nicht, ihn wegzuwerfen. Er lebt einfach bei mir, muss keine Leistung bringen, muss mich nicht erfreuen. Ich behandle ihn, wie ich auch behandelt werden will, mit Respekt, mit nicht zu viel Eindringlichkeit, ohne Erwartung, liebevoll, aber beiläufig. Eines Tages stellte ich ein Zitronenbäumchen neben den Hibiskus. Ich hatte es zum Geburtstag bekommen, es war stark gedüngt und hatte ein paar Zitronen an den Ästen hängen. Die beiden Pflanzen führten eine Art stiller Kommunikation. Ein Trieb des Zitronenbaums legte sich lässig über einen Ast des Hibiskus. Ich begann, diese Freundschaft zu respektieren. Wenn ich einen Blumentopf bewegen musste, bewegte ich immer gleich beide. Sie belohnen mich nicht mit Blüten und Früchten. Sie sind einfach.

Viele Hobbygärtnerinnen und Hobbygärtner, die ich kenne, haben diese selbstverständliche Kommunikation mit ihren Topf- oder Gartenpflanzen. Der Volksmund nennt das den »grünen Daumen«, das ist jedoch nur ein Teil der Wahrheit. In Wirklichkeit entsteht eine Verbindung, eine echte Kommunikation, die meistens die Sprache nicht braucht, obwohl viele Menschen mit ihren Pflanzen tatsächlich sprechen. Sobald es um Heilkräuter geht, scheint diese natürliche Verständigung zu versagen. Wir kaufen hundert Gramm Kräuter in einer Tüte und die haben nun gefälligst ihre Wirkung zu entfalten, wenn wir schon auf die Natur setzen und nicht auf synthetische Arzneimittel.

Die TeilnehmerInnen eines Kräuterkurses bewegen sich über eine Waldlichtung. Blüten werden begutachtet, bestimmt, beschrieben. Die Pflanzen werden analysiert, beschrieben, in ihrer Wirkung festgelegt. Dann schwirren alle aus und sammeln Kräuter. Sie lernen, wie man Kräuter trocknet, fermentiert, haltbar macht, aufbewahrt. Mit der Ausbeute des Tages gehen alle nach Hause. Vielleicht wurde eine Tinktur, eine Creme angesetzt, vielleicht wurden nur Teekräuter gesammelt. Zu Hause wird dann alles aufbewahrt. Tüten, Tiegel, Fläschchen verstauben. Die Begeisterung, die auf der Kräuterwanderung und nachher bei der Verarbeitung entstanden war, weicht dem unerbittlichen Alltag. Die Pflanzen, die auf diese Weise gefangen genommen werden, sterben ab. Zwar wird eine pharmakologische Überprüfung durchaus Substanzen feststellen können, die wirksam sind, doch diese Wirksamkeit, diese Kraft bringt gar nichts. Vielleicht sagt dann irgendwann eine Freundin: Die Salbe, die du mir gegeben hast, hat bei mir leider überhaupt nicht angeschlagen.

Experten streiten sich immer wieder über die Wirksamkeit von homöopathischen Mitteln. Die Gegner dieser Heilkunst behaupten, da keine Pflanzensubstanz mehr nachweisbar sei, könnte folglich auch das Mittel nicht heilen. Wenn überhaupt, gelinge das nur aufgrund der Placebowirkung.

Einerseits haben wir also wirksame Pflanzensubstanzen, die nicht bei allen Menschen etwas bewirken, und andererseits Heilmittel, die »nichts« enthalten und dennoch etwas bewirken. Es ist wie mit Menschen, die eine Fähigkeit haben, diese jedoch nicht leben. Ein Kind soll Klavier vorspielen. Die Eltern versichern, wie genial das Kind Klavier spielen kann, doch es bockt und ist nicht bereit, den Eltern diese Befriedigung zu geben. Es fühlt sich in seiner persönlichen Stimmung übergangen. Jemand kann wunderbar sprechen und alle bitten diese Person, eine Rede zu halten, doch die will nicht. Die Fähigkeit ist da, doch ist sie nicht einfach abrufbar, weil Menschen keine Maschinen sind und manchmal keine Lust haben, immer und überall und für jeden Leistung zu bringen. Jemand muss eine Prüfung ablegen und obwohl er oder sie gut gelernt hat und fast alles weiß, ist dieses Wissen nicht abrufbar, weil Angst einsetzt. Die Aufregung löscht das Gelernte.

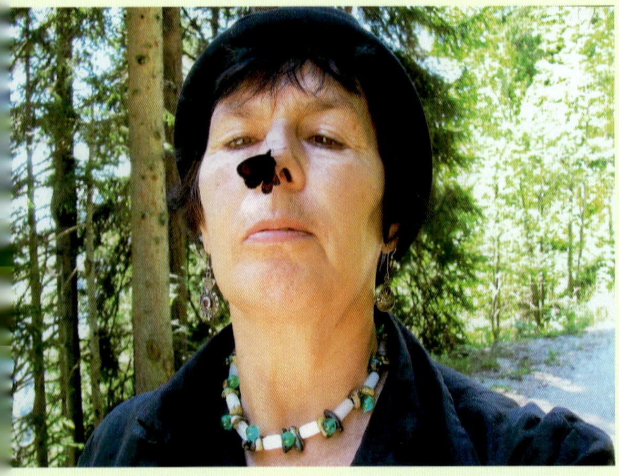

Mit den Wesen der Natur, mit Steinen, Tieren, Elementen, Pflanzen ist es genauso. Sie sind individuelle lebendige Kräfte mit Vorlieben und Abneigungen, mit Stimmungen und Formtiefs, die man nicht einfach benutzen kann. Wenn sie nicht wollen, wenn sie nicht können, geben sie auch in einer großen Menge nichts von ihrer Kraft ab und wenn sie wollen, wirken sie noch, obwohl ihre Kraft nicht mehr messbar ist.

Wer jetzt also auszieht, um eine Pflanze, einen Stein, Heilerde, Heilwasser zu finden und diese zu nutzen, hat noch nichts über das Wesen der lebendigen Natur begriffen. Niemand kann sie berechnen, die Menge und den Wert ihrer Wirkung festlegen. Es gibt Erfahrungswerte und doch kann alles ganz anders kommen. Zum Beispiel, wenn sich jemand in den Kopf setzt, eine Substanz zu benutzen, und feststellen muss, dass unabhängig vom Entschluss, der im Kopf gefasst wurde, der Körper aufschreit und sich weigert, mit dieser Substanz zu kooperieren. Oder vielleicht schreit auch die Pflanze auf und greift den Körper an. Wir nennen das

Allergie und die MedizinerInnen schütteln so wissend wie ahnungslos ihre Köpfe: Ja, das gibt's, da wissen wir auch noch nicht weiter.

Allergien sind gute Wegweiser in die eigene gebrochene Kraft, für die Gifte, die wir schon aushalten mussten, für den Prozess der Zerstörung, der im Gang ist, der nicht nur Pflanzen und Tiere angreift, sondern natürlich auch Menschen. Überall muss die wilde Natur der sogenannten Zivilisation weichen, jedes Jahr wird eine Fläche Regenwald dreimal so groß wie die Schweiz gerodet. In Deutschland werden die letzten Naturschutzgebiete dem Autoverkehr oder sinnloser Planung geopfert, wie zum Beispiel das Isental oder das letzte Stück wilde Donauauen hinter Deggendorf.

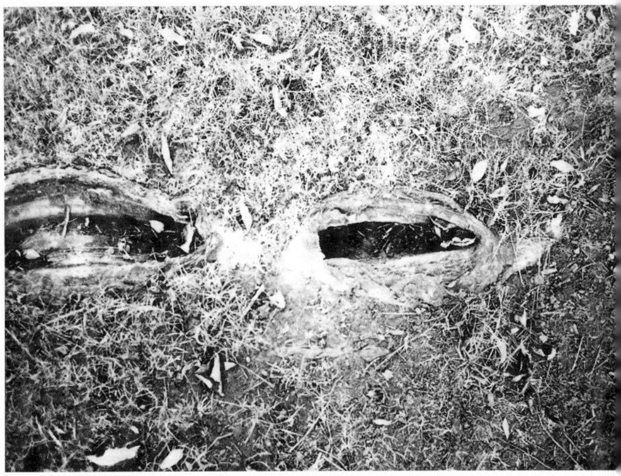

Es gibt kaum noch Kinder, die nicht mit Atemwegsproblemen, Allergien oder Unverträglichkeiten zu tun haben. Von der Natur bekommen die nachwachsenden Generationen kaum noch etwas mit. Wenn in der Schule etwas eingeschränkt wird, dann sind es oft Bewegung, Wandern, Sport, Ausflüge. Die Kinder sollen Leistung bringen. Für spielerischen Umgang mit der Natur ist kaum Zeit. Die zivilisierten Menschen des 21. Jahrhunderts sitzen vor Computern, in Autos, in Büros, in geschlossenen Räumen. Information kommt durch Impulstechnologie. Entspannung ist oft nur durch Suchtgifte zu erreichen. Kein Wunder, dass die Natur nicht wahrgenommen wird, dass viele Menschen die Gefahr nicht erkennen, die in der Zerstörung der Natur liegt.

Naturvölker werden bestaunt. Die wenigen Menschen, die noch in »Urwäldern« leben, die sich in der Natur noch zurechtfinden, werden geschützt und wie in einem Freiluftmuseum konserviert, umgeben von den gefräßigen Maschinen des Straßenbaus und der Industrie. Zivilisierte Menschen werden aufgefordert, die wilde Natur mit einem kleinen Geldbetrag monatlich zu schützen. Biotope für zivilisationsmüde Menschen – immer steht der Mensch mit seinem Bedürfnis im Zentrum. Doch die Pflanzen, die Tiere leben nicht, um die Bedürfnisse von Menschen zu befriedigen.

Immer wenn es sogenannte Naturkatastrophen gibt, erinnern wir uns an die Kraft der Natur, an ihre Unbezähmbarkeit, an unsere eigene Verletzlichkeit. Würde sich unser Verhalten der Natur gegenüber verändern, wenn wir Pflanzen, Tieren, Steinen, ja dem Planeten eine eigene Intelligenz zugestehen würden? Müssten wir nicht fürchten, dass das, was wir der Natur antun, sich gegen uns richten wird, ja sich bereits gegen uns richtet? Ist es nicht Zeit, in Kontakt zu gehen?

Ich erinnere mich an die Gartenlaube meiner Oma. Man öffnete die quietschende Holztür und der Geruch von Tomaten, Rosmarin, Staub, Minze, Zitronenmelisse schwebte durch die Nase ins Hirn, wo er sich als wohlige Erinnerung speichern ließ. Kräuter, Steine, Essenzen und Salben waren Teil meiner Kindheit, ohne dass darüber viel gesprochen wurde. Bei Oma Rosina gab es den großen Garten, in dem alles wuchs. Wir holten nur so viel, wie wir für einen Tee brauchten. Oma Margarethe hatte keinen Garten, mit ihr radelte ich hinaus zu den Wäldern und Wiesen. Wir sammelten Pilze, Schöllkraut für meine Warzen, Brennnesseln und Pfefferminze für Tee. Konserviert wurde nichts. Wir sammelten, was gerade wuchs, und verbrauchten es gleich. Wo sie das Kampferöl herhatte, mit dem sie mir Umschläge machte, als ich Diphtherie hatte, weiß ich nicht. Es gab damals viele Menschen, die sich mit Kräutern auskannten, es gab HeilerInnen und sogar Wunderheiler, aber es gab keine Wellnesshotels, keine Bioläden, keinen Naturtrend. In den Fünfzigerjahren boomte die Schulmedizin. Zu Antibiotika sagte man noch Penicillin, doch weil Medikamente teuer waren, wurden sie sparsam verschrieben und eingesetzt. Noch hatte das Wirtschaftswunder nicht zugeschlagen. Ich bin noch zu Hause geboren worden, danach setzte der Krankenhaustrend ein. Und schon Ende der Fünfzigerjahre hatte die Pharmaindustrie ihren Siegeszug flächendeckend angetreten. Die Umkehr kam mit den Achtzigern. Zweifel kamen auf. Muss man wirklich für jede Halsentzündung Antibiotika schlucken? Schaden die vielen Medikamente, die Menschen schlucken, mit all ihren Wechselwirkungen nicht mehr, als dass sie nützen? Umweltgifte, nukleare Bedrohung, Stress, resistente Erregerstämme zwangen uns zum Umdenken. Zurück zur Natur!

Heute suchen viele Menschen Heilung zuerst bei Pflanzen, in der Homöopa-

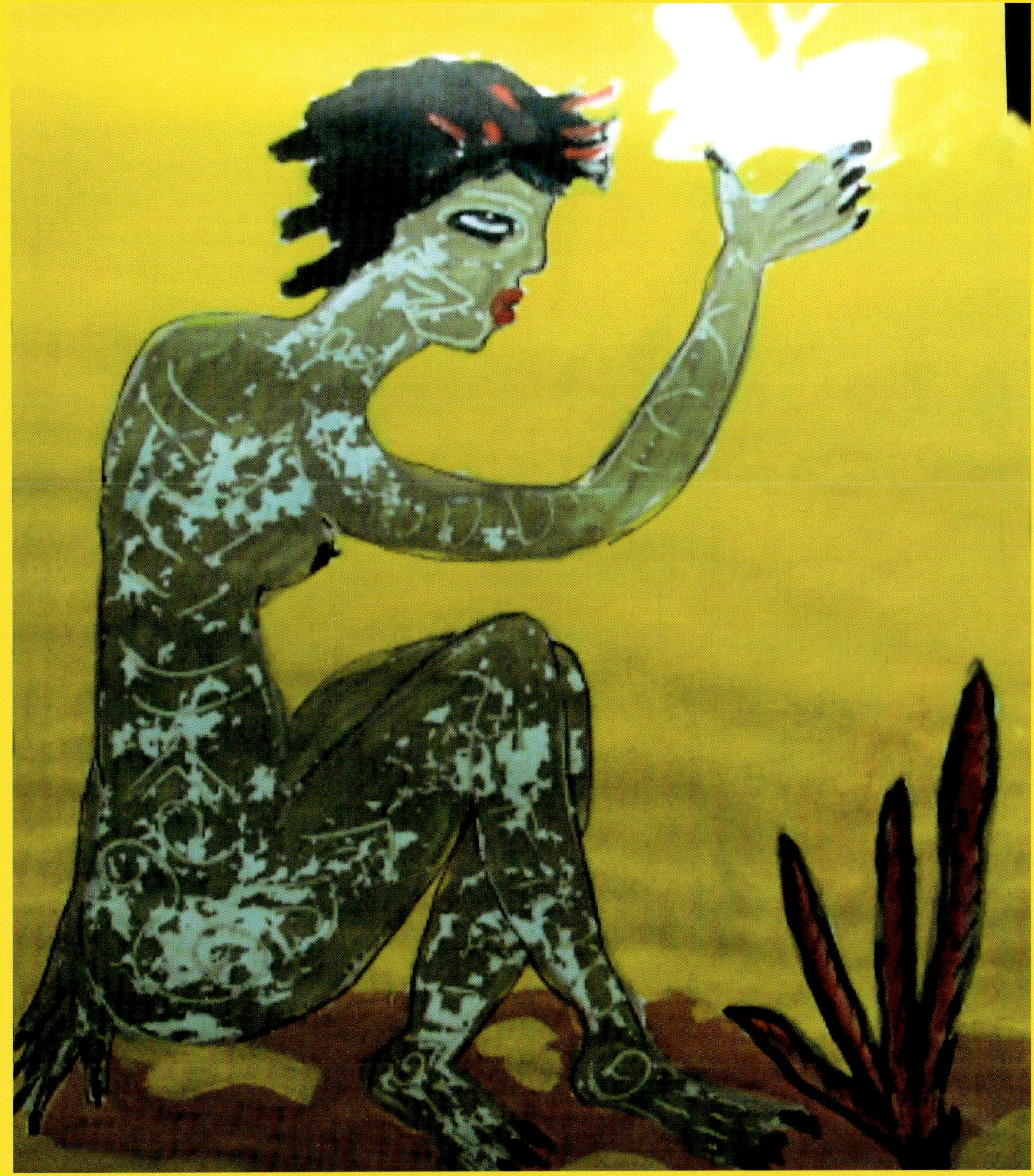

thie oder in der Naturheilkunde, ehe sie zur Schulmedizin gehen. Das hat dazu geführt, dass viele Pflanzen, ohnehin bedroht durch Gifte und die Zersiedelung der Wildflächen, verschwanden, ganz ausgerottet wurden. Es gibt auch so eine Vorstellung, dass Pflanzen immer sanft heilen, dass sie keinen Schaden anrichten können – im Gegensatz zur Schulmedizin – und dass man viel davon braucht, um überhaupt eine Wirkung zu erfahren. Das Gegenteil ist der Fall. Die Schulmedizin hat zwar die Wirkstoffe vieler Pflanzen synthetisch hergestellt und damit eine hohe Wirksamkeit in kleiner Dosis erreicht, doch die Kraft der Pflanze ist eine ganzheitliche. Nicht der herausgefilterte Wirkstoff ist entscheidend, sondern die lebendige Information, die eine Pflanze übermittelt. Der Duft, die Schönheit, die Verwurzelung, die Erinnerung an Erde und Wasser, an Sonnenlicht und Wind, an Wärme und Kälte, an Gespräche mit Insekten, an Berührung und stürmische Begegnung. Wenn wir beginnen, eine Pflanze in ihrer Ganzheit zu sehen, wahrzunehmen, zu spüren und anzunehmen, merken wir, wie komplex sie ist, wie vielfältig und fein ihr Einfluss, wie intensiv die Begegnung mit ihr.

Als Kind las ich zum ersten Mal in einem Märchen, dass ein junger Mann oder ein Mädchen auf dem – oft gefährlichen – Weg zu einer Zauberin, zu einem magischen Garten oder zur Erfüllung einer Aufgabe drei Tieren half und von diesen Tieren jeweils drei Haare, Federn oder Schuppen bekam. Seit meiner Kindheit denke ich darüber nach. Warum kam das Tier nicht gleich mit? Warum steckte man diese drei Haare oder Federn ein und rieb sie, wenn man Hilfe brauchte? Was bedeutet das überhaupt?

Ich begann, mich mit der Natur, mit Tieren, mit Steinen und mit Pflanzen, zu beschäftigen und zu befreunden. Und plötzlich begriff ich, dass dieses Geschenk eines winzigen Teils des entsprechenden Tiers vergleichbar ist mit einem winzigen Teil einer Pflanze, die ausreicht, um die ganze Pflanze in ihrer gesamten Kraft zu fühlen. In einem Märchen ist eine Wahrheit, eine Weisheit verschlüsselt, die offenbar die Zeit der Inquisition nur so überdauern konnte. Als die Kirche begann, die Menschen vom Rest der Natur zu trennen, ging eine uralte Verbindung zunächst verloren. In den Märchen, die Großmütter ihren Enkelinnen und Enkeln erzählten, lebte die Verbindung plötzlich wieder auf. Es braucht nur wenig, um in Kontakt zu gehen. Ein Haar, eine Feder, ein Blättchen, ein Schluck Quellwasser genügt – schon fließt die Energie. Wer mitfühlend ist, wer die Pflanze, das Tier, die Erde so achtet wie andere Menschen, bekommt ein großes Geschenk: Die Verbundenheit mit allem.

Die blaue Blume

Nicht irgendeine Blume, irgendeine Pflanze ist es. Die blaue Blume muss es sein. Sie kommt in Gedichten und Liedern vor. In der Romantik wurde sie besungen und beschwärmt, ohne dass man so recht weiß, was das überhaupt für eine Blume ist. Als Kind habe ich mich gewundert. Es gibt doch so viele Blumen. Welche von den vielen blauen Blumen ist »die blaue«? Wegwarte? Enzian? Wiesensalbei? Gewitterblumen? Vergissmeinnicht? In der Kindheit begreift man diese Sehnsucht gar nicht, denn alles ist da: Das Sich-verlieren-im-Augenblick, die Freude, der Zorn, die Enttäuschung, die Trauer. Alles geschieht direkt. Verbindungen entstehen, ohne dass Verbote und Zweifel auftauchen – wenn alles gut geht. Doch dann wird man erwachsen und weiß, dass das Leben auch Biegen und Brechen ist. Die Sehnsucht beginnt zu wachsen. Könnte ich doch ins Vergessen fallen und wieder ganz im Augenblick sein, einfach sein! Mit allem verbunden. Ohne Zweifel und Misstrauen.

Die Wildnis der Kindheit wurde geordnet, der Feldweg asphaltiert, die Wiese bebaut, der Wald gerodet und mit Nutzholz zum Industrieforst gemacht. Der Sumpf wurde trockengelegt, eine Straße hindurchgebaut. Hier schlüpfen keine kleinen Schlangen mehr aus dem Ei, wie ich es einst mit den Kindern beobachten konnte. Keine Auerhenne brütet, es gibt hier keine Auerhennen mehr.

Also, auf in ferne Länder, wo die Menschen so arm sind, dass sie sich nicht leisten können, ihre Wälder zu asphaltieren, ihre bunten Wiesen zu bebauen und aus ihren Gärten Parkplätze zu machen. Wie einfach diese Menschen leben! Erinnert es nicht an die Kindheit, als auch wir barfuß in den Wald liefen. Wie gut das Essen schmeckt, wenn man sich angestrengt hat, wenn das Wasser geschleppt, das Holz gesammelt, die Tannenzapfen in einen Sack gefüllt werden müssen. Ja, das einfache Leben ist schön – wenn wir in die Welt der Fernseher, der Autos und der geheizten Wohnorte zurückkehren können. Die einfachen Menschen sollen ihre naturverbundene Lebensweise bewahren, dass wir beides genießen können! Und jetzt noch die Erleuchtung! Die Ekstase des Herzens. Die blaue Blume. Aus der scheinbaren Sicherheit des zivilisierten Lebens, aus der Gewohnheit, keinen Mangel zu leiden und alles bestellen, alles herbeirufen und kaufen zu können, entsteht dieser Hauch der Erinnerung, dass es einmal anders war. Berühmte Menschen, reiche Menschen schwärmen fast immer von der Zeit, als sie noch arm waren, als das Leben noch hart war. Denn da gab es Aufregung, Sehnsucht und Hunger, Erfüllung und Vergnügen. Die Behausung war einfach, Geld war knapp. Vermisste man es? Doch, sicher. Alle träumten davon, reich zu werden. Doch ging es um den Traum und nicht um den Reichtum. Das Träumen war eben das Schönste. Dann kam die Fee und sagte: Ich erfülle dir deinen Herzenswunsch. Da sank der Wald ins Vergessen, die einfachen Vergnügen wurden von anspruchsvollen Events abgelöst. Statt in der Jugendherberge oder im Zelt musste jetzt im Luxushotel abgestiegen werden. Wurde es Nacht, ging man nicht hinaus in den Wald, um den Uhu zu hören und die Sterne zu sehen, sondern in feine, teure Restaurants. Zum Tanzen in eine Disco. Wenn schon keine Verbindung möglich ist, dann wenigstens benebelt sein. Alles war noch da, die Geister, die Versprechen, das Murmeln, der Gesang des Schattenvogels, die vielen Schichten der Wirklichkeit. Doch schoben sich Termine und wichtige Besprechungen davor. Zeit wurde knapp, dann kostbar, dann lief sie davon. Kostbare Uhren erzählten vom Verschwinden der Zeit und davon, dass man sich beeilen musste. Kostbare Autos überbrückten die Entfernungen, die Wildnis verschwand. Gab es sie überhaupt noch? Es gab die Sehnsucht. Scheinbar im Luxus lebte man doch in Gefangenschaft.

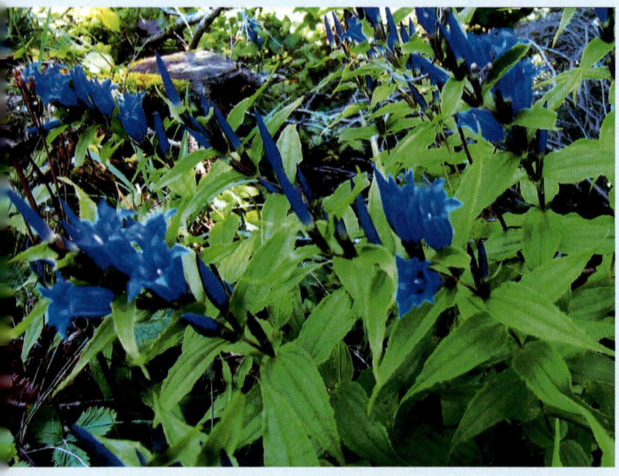

Ich möchte meine Liebsten im Wald treffen. Blödsinn, die gibt es gar nicht. Es gibt keine Geister, keine Göttinnen, keine Feen und Elfen, keine Kobolde. Die sterben mit der Kindheit und danach sorgt die Vernunft dafür, dass wir nicht aus der Zivilisation fallen. Wach auf, du bist jetzt erwachsen. Die Träume der Kindheit sind begraben. Jetzt geht's nur noch ums Geldverdienen und ums Gegenteil: Bloß nicht abstürzen. Manchmal machen wir blau. Warum eigentlich blau? Da entsteht Raum. Manchmal sind wir blau, wir wechseln die Ebenen. Wer blau ist, darf sich endlich fallen lassen und in die Traumzeit segeln.

Immer ist da die Sehnsucht nach dem verlorenen Paradies. Eine blaue Blume steht für diese Kraft. Blau – die Öffnung des engen Raums in endlose Weite, ins Blaue eben. Die Blume ist verwurzelt, wächst, blüht, öffnet sich und zeigt ihr Inneres. Die blaue Blume ist die Schnittstelle der Zivilisation mit der Wildnis. Wo die Vernunft und die Sehnsucht des Herzens zusammenkommen. Die blaue Blume ist die Kraft der Göttin in der Natur. Man kann sie nicht kaufen, nicht bestellen und abholen oder liefern lassen. Sie öffnet sich nur denjenigen, die sie mit allen Fasern ihres Herzens wollen. Die sich auf den Weg machen und erwartungsfroh auf alles gefasst sind. Die mit allen Wassern gewaschen, von Düften umgeben, vom Wind zerzaust, von der Erde geküsst sind. Vielleicht steht sie da tatsächlich am Wegrand als Lungenkraut, als Wegwarte in der Wiese. Als Enzian hoch oben auf einem Berg. Am Bach als Vergissmeinnicht. Doch die blaue Blume ist aus anderem Stoff gemacht. Sie schwebt über den Blüten und Gräsern. Sie öffnet sich in den Windungen des Hirns, verströmt ihren Duft in der Erinnerung, wird zum Gesang des Windes und der Wolken.

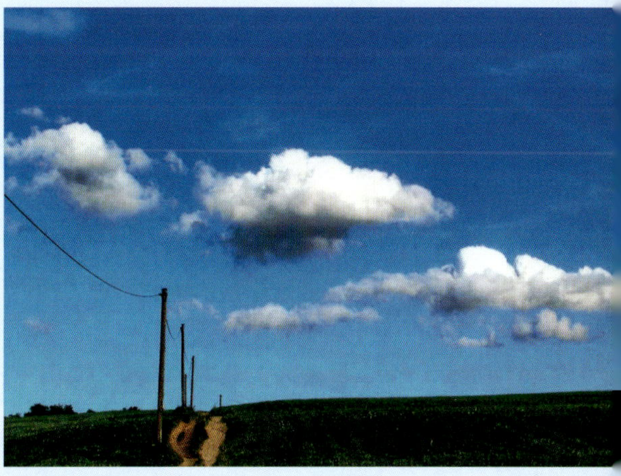

Schon zieht sie einen vom Weg fort zwischen die Felsen in die Trugbilder der aufsteigenden Hitze. Sie holt Gerüche, Musik, Gelächter aus der Erinnerung ins Jetzt. Auf dem Rücken liegend, folgen die Augen dem Tanz der Wolken und der Körper öffnet sich in einem tiefen Aufatmen. Ist das meine Fantasie oder steht sie da und lächelt? Gibt es nur eine Wirklichkeit oder ist alles viel komplexer, viel wandelbarer? Gerade ist es noch eine Wolke, schon ist es zorniger Sturm, donnernde Stimme, Vorahnung großer Schrecken. Gerade war da noch der Weg, schon sehen alle Felsen gleich aus und dort gähnt ein Abgrund. Wäre jetzt ein asphaltierter Weg, ein Wirtshaus, ein Auto nicht schön? Nein. Schon ist die Angst überwunden, weiter geht's, hinauf, hinüber zu den vielfältigen Entwürfen, wie es weitergehen könnte, auf diesem Weg, überhaupt im Leben. Da ist sie, die blaue Blume, der Kuss der Weidenfrau, die Berührung der Hollermutter. Da steht sie, die Wiesenkönigin. Da springen die Holzweiblein und die Felsenkobolde. Das ist ein zartes Gewebe. Da darf kein Mobiltelefon läuten, kein Auto aufheulen. Die Welt hält den Atem an, wenn der Duft der blauen Blume durch die Luft schwebt.

Die blaue Blume kann nicht gepflückt, getrocknet, gepresst, verarbeitet werden. Im Augenblick erscheint sie. Ihre Kraft ist heilsam. Ihre Wirkung von unschätzbarem Wert. Doch gibt es kein Rezept, wie sie gefunden werden kann. Niemand kann sie benutzen, besitzen, zu Geld machen. Wo sie am gierigsten gesucht wird, erscheint sie nicht. Wer nach ihr greift, greift ins Leere.

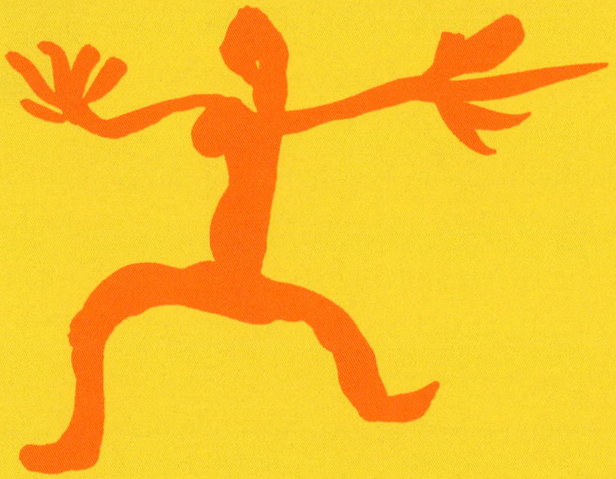

TEIL 2

Pflanzen, Steine, Göttinnen

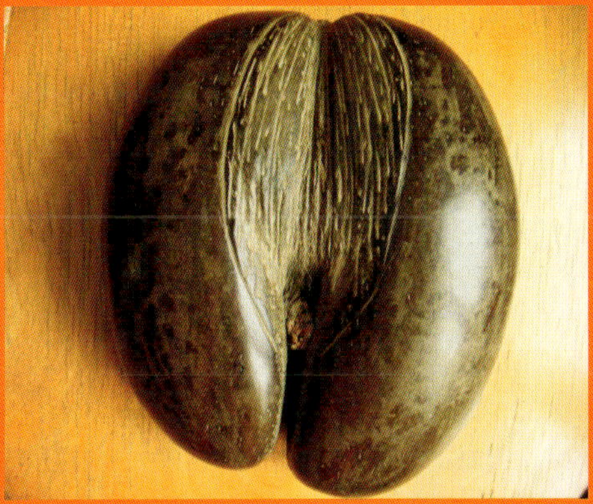

Die Hüterin des Schattenreichs

Auf allen vieren kroch ich über den Geröllhang hinauf. Es war ein später Nachmittag im August unter den Felsen der Churfirsten in der Schweiz. Ich hatte mich

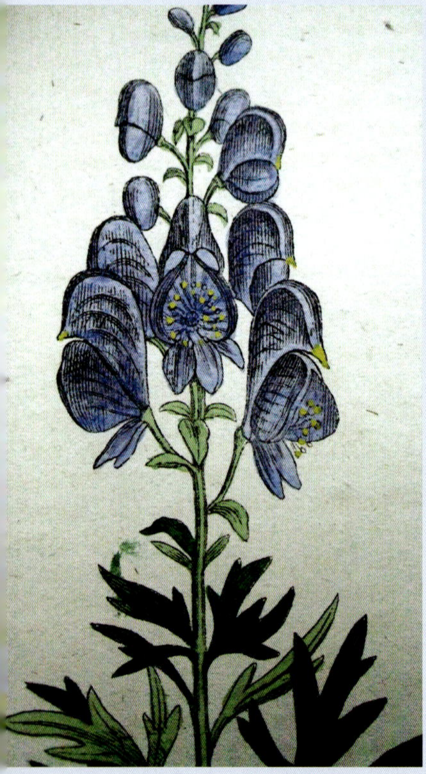

von meiner Intuition führen lassen, doch die schien irgendwie verrückt zu spielen, denn je weiter ich hinaufstieg, desto gefährlicher wurde das Gelände, desto mehr Sorgen machte ich mir, wie ich da eigentlich wieder hinuntergelangen wollte. Von weit unten hörte ich den Motor eines Autos. Insekten summten. Manchmal löste sich ein Stein und machte sich klappernd auf den Weg nach unten. Ich setzte mich in eine Nische zwischen Geröll und Felswand und genoss den Blick über den Walensee und die Berge. Und plötzlich sah ich sie: eine ganze Gruppe von gelbem und blauem Eisenhut. Diese unnahbaren, spöttischen, grünen gezackten Blätter. Die fülligen Blüten, die mich lockten, um mich zu verderben. Mit leisem Schrecken erinnerte ich mich an meinen allerersten Hexentee. Irgendwo stand geschrieben, eine Hexe solle sich Kräuter für ihren ureigenen Hexentee suchen und daraus ein Gebräu machen, das ihre Hexenkräfte stärkt. Ich war damals sehr jung und ging keiner aufregenden Erfahrung aus dem Weg. Auf einer Bergtour in Graubünden fing ich an, Kräuter zu sammeln. Einige kannte ich, Schafgarbe, Frauenmantel, Minze, Spitzwegerich. Einige nahm ich mit, ohne sie zu kennen. Darunter auch Blätter vom blauen Eisenhut. Ich trocknete die Kräuter und nahm eine Prise, um mir meine erste Tasse Tee aufzubrühen. Ahnungslos, in welcher Gefahr ich schwebte, trank ich den Tee, fühlte mich stark und fröhlich und hatte das Gefühl, meine magischen Kräfte zu stärken. Dann sah ich in einem Kräuterbuch den blauen Eisenhut und las, wie giftig der ist. Wenige Blätter können tödlich sein. Mir wurde ganz schlecht, doch der Genuss meines Hexentees lag schon mehrere Stunden zurück, ohne dass sich tödliche Krämpfe eingestellt hatten.

Damals hattest du Glück, sagte die Todesgöttin, die über der Eisenhutfamilie auftauchte. Jetzt musst du lernen, Respekt vor anderen Wesen zu entwickeln. Noch einmal helfe ich dir nicht. Du kannst nicht einfach alles ausreißen und benutzen. Pflanzen leben nicht für dich oder die anderen Menschen. Sie leben für sich selbst.

Ich beugte mich hinüber zu einem Stängel mit blauen Blüten. Hielt meine Hand ganz nah an die Blätter und versuchte zu spüren, was für eine Kraft von ihnen ausging. Sie fühlten sich kühl an. Ich legte mich zu den Pflanzen und schloss die Augen. Ihr herber Duft zog in meine Nase. Über mir am Fels saß die Tödin. Sie warf ein Steinchen nach links, eins nach rechts. Plötzlich gab sie mir einen Stoß. Ich erschrak und öffnete die Augen. Vor mir leuchteten in der Abendsonne die blauen und gelben Blüten. Giftig. Unerbittlich. Du musst nicht genießbar sein! Hatte jemand gesprochen? Vorsichtig begann ich mit dem Abstieg.

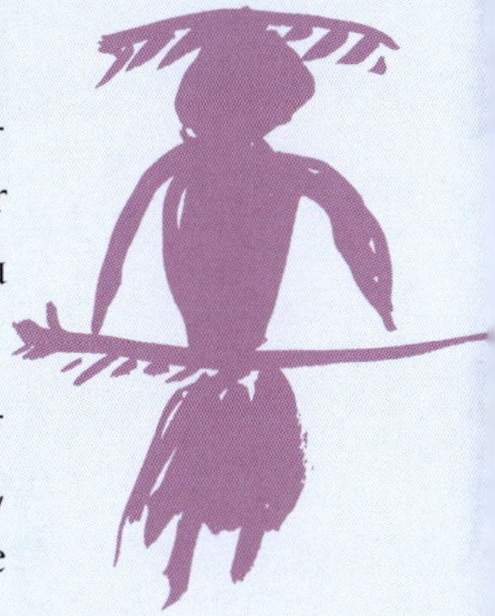

Ich dachte über die Ungenießbaren nach, über die Botschaften der Todesgöttinnen – der Frau Harke, Frau Hel, Kali, der Tödin osteuropäischer Länder. Wir können nicht mit ihr verhandeln und auch nicht kokettieren. Erwischen wir zu viel von ihrer Essenz, sterben wir.

Da ist zum Beispiel die Tollkirsche mit ihren verführerisch glänzenden Früchten. Blauviolett hängen sie anmutig zwischen den spitzen Blättern. Wer sie isst, vergiftet sich. Kleine Mengen des Tollkirschengifts lösen Krämpfe, migräneartige Kopfschmerzen und Halluzinationen aus. Doch am giftigsten ist es, die Blätter der Tollkirsche zu verbrennen. Wer den Rauch einatmet, kann sich auf den Weg zur Tödin machen, denn der mit Atropin gesättigte Rauch der Blätter wird über die Lunge schnell im ganzen Körper verteilt. In der Homöopathie wird die Essenz des blauen Eisenhuts (Aconitum) und der Tollkirsche (Belladonna) so stark verdünnt und verschüttelt, dass sich die Kraft der Todesgöttin wandelt. Sie wird zur Heilerin. Ein Hauch ihrer Energie belebt die Widerstandskraft des Körpers. Das Wissen um den Tod, um die Auflösung gibt dem Leben neue Kraft. Das Geheimnis liegt wie so oft in der genauen Kenntnis der Energie, in der Menge, in der Art, wie diese Energie in den Körper kommt. Die Kartoffel, eine Verwandte der Toll-

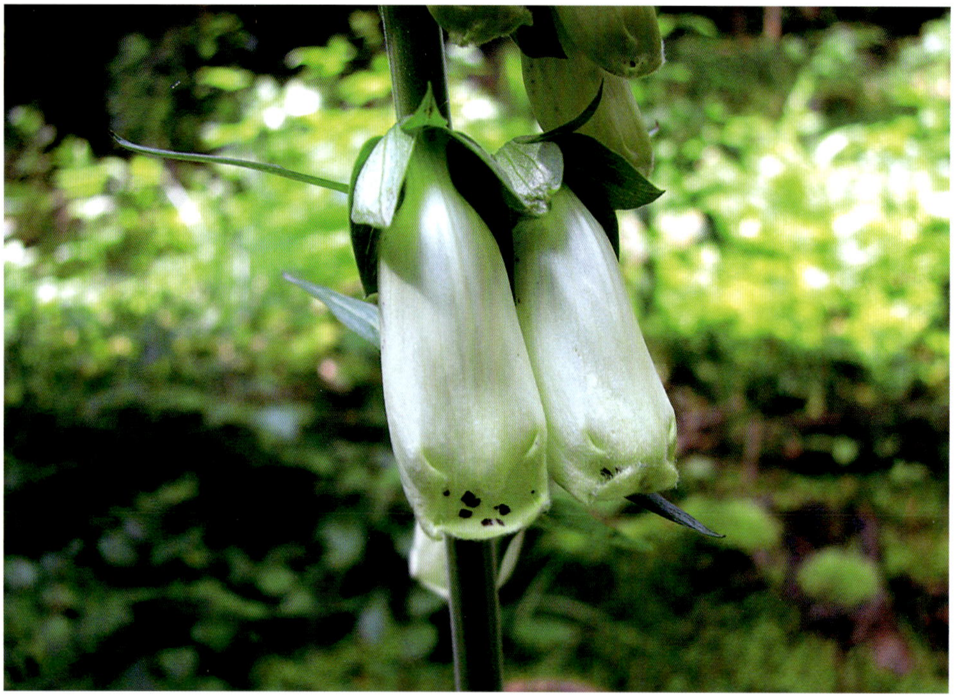

kirsche, ist gekocht ein wertvolles Nahrungsmittel, roh ist sie leicht giftig, doch wenn sie grüne Flecken bildet, ist sie sehr giftig, denn das Atropin greift den Körper an. Auch Tomaten, eigentlich wunderbar wohlschmeckende Früchte, können Gifte bilden. Auch sie gehören zu den Nachtschattengewächsen. Wer zu viel dieser Früchte isst, kann Probleme mit der Harnsäurebildung bekommen, verhärtet, versteinert innerlich.

Im Reich der Todesgöttin, der Frau Tödin, wechseln alle Wesen ihre Farben, ihre Zusammensetzung, ihre Energien. Was gerade noch lieblich roch, fängt an zu stinken, was gerade noch so gut schmeckte, wandelt sich in zerstörerische Kraft. Sie spielt mit unserer Wahrnehmung, lockt uns in ihre Nähe, will uns verführen, zu ihr hinabzusinken. Sieht diese Blume nicht aus wie Wiesensalbei? Die kann mir helfen, meine Erkältung loszuwerden. Doch das ist ja gar kein Wiesensalbei. Das prickelnde Gefühl auf der Haut, der Geruch von Gefahr – das ist ja Eisenhut. Da – dieser wunderbare Steinpilz ... Augenblick mal, das ist ja gar kein Steinpilz, das ist ein Knollenblätterpilz. Sind es nicht gerade die »Experten«, die manchmal auf den Lockruf der Tödin hereinfallen und den giften Pilz unter ihre essbaren Pilze mischen?

auf der Grenze tanz ich mit dir
ganz hellwach im Jetzt und Hier
ich drehe mich um deine Kraft
die allein den Wandel schafft
heute leb ich morgen sterb ich
übermorgen such ich mir ein neues Kleid

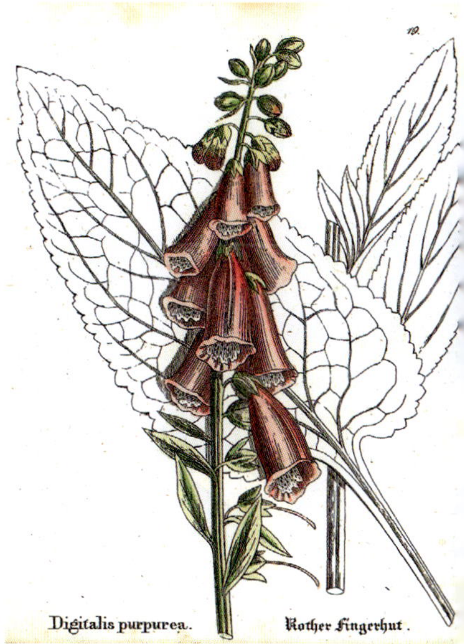

Frau Tödin hat ihre Blüten und Früchte mit leichter Hand zwischen all die anderen Pflanzen und Bäume gestreut. Die zarten Maiglöckchen, deren Blätter von Unkundigen gern einmal mit dem nährenden Bärlauch verwechselt werden, die leuchtenden Herbstzeitlosen, der üppige Goldregen, die schwer duftenden Daturblüten – komm, komm, ruft sie, stirb, stirb! Du bist zu gierig. Du willst zu viel. Du hast keinen Respekt! Du hast nichts begriffen! Du willst Macht. Doch auf diesem Weg liegt auch die Ohnmacht, schließlich das Verderben.

Das Erstaunliche an der Kraft der Tödin ist jedoch, dass sie auch in »harmlosen« Pflanzen gelegentlich ihre Macht zeigt. Baldrian ist eine Trösterin, sie lässt Menschen in den Schlaf fallen und lädt die Göttin Nemesis, das Vergessen, das Vergehen, ein, ihre Kraft zu entfalten. Eine Überdosis Baldrianwurzel kann jedoch einen Menschen töten – aus dem Schlaf in den Tod gesunken! Vorbei.

Die Initiation in die Welt der Pflanzenwesen geschieht über die Erkenntnis, dass sie für sich leben und uns nicht nützlich sein müssen. Diese Erkenntnis gewinnt man am besten im Kontakt mit einer »Gift«pflanze, in der Begegnung mit dem Ungenießbaren, im Aufgeben jeder Ausbeutungsabsicht. Deshalb stehen die Pflanzen der Frau Tödin am Anfang dieses Buchs. Nur wer sich mit dem Tod, mit der Auflösung der Materie versöhnt hat, kann das Leben wirklich genießen. Nur wer um den Tod weiß, kann ganz lebendig sein. Manche Menschen sprechen davon, dass sie am Rand eines Abgrunds stehen und hinuntersehen. Doch viele Men-

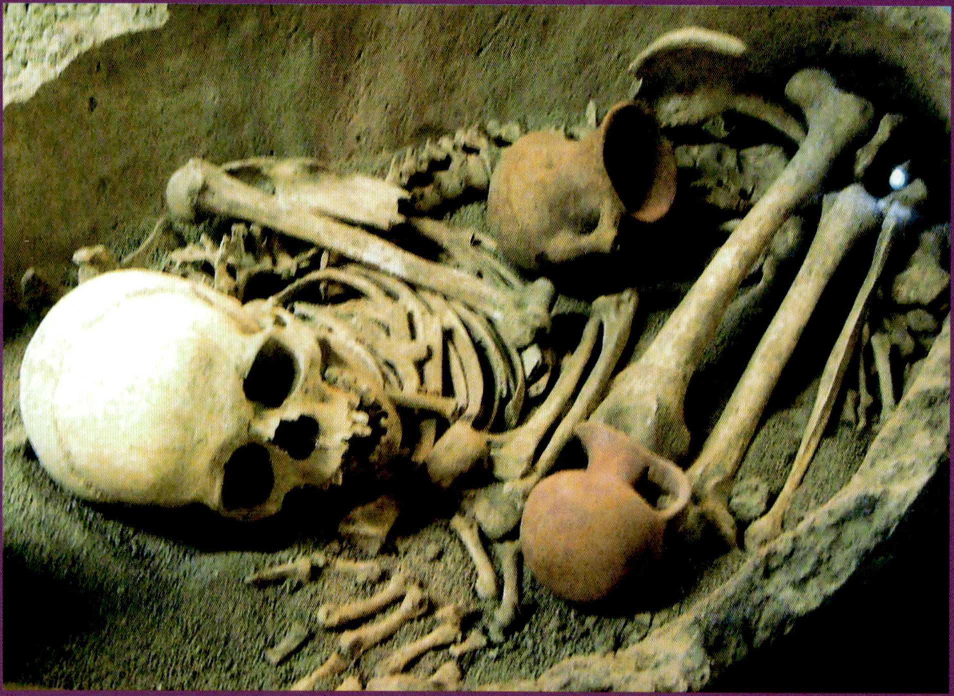

schen sind bereits abgestürzt und gebrochen, ohne es zu merken. Die grellbunte Welt der Impulse, der Berauschtheit, des Konsums, der Exzesse gaukelt Leben vor. Aus dieser Lebendigkeitsillusion auszusteigen und im feinen Erspüren und Wahrnehmen der eigenen Körperlichkeit, der Sinne, der lebendigen Energie auch die Körper und Energien anderer Wesen wahrzunehmen und zu achten ist ein erster Schritt aus dem Abgrund heraus.

Die keltische Göttin Banshee hütet das Totenreich und erscheint auf den Mäuerchen, die die Wiesen und Felder eingrenzen. Da sitzt sie entweder weiß gekleidet oder in einer grün-goldenen Robe und hält Totenklage, den sogenannten banshee wail. Wer sie hört, muss sterben oder erlebt den Tod eines geliebten Menschen oder Tiers. Banshee ist noch von Grün umgeben. Efeu rankt sich um ihren klagenden Leib.

Die germanische Todesgöttin Hel hat sich vom Leben getrennt. Keine Blumen blühen bei ihr. Es geht über die Brücke Giallabrur zum schreienden Stuhl, der alle prüft. Kein Leben nirgends.

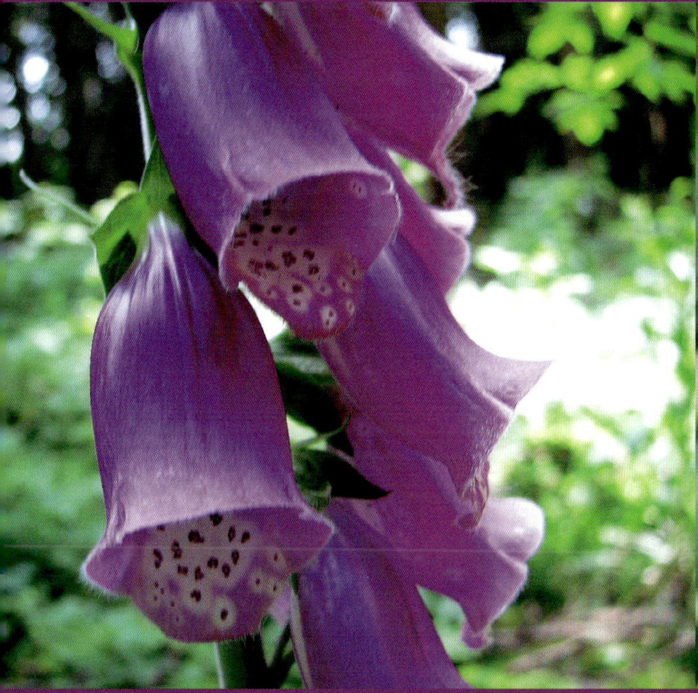

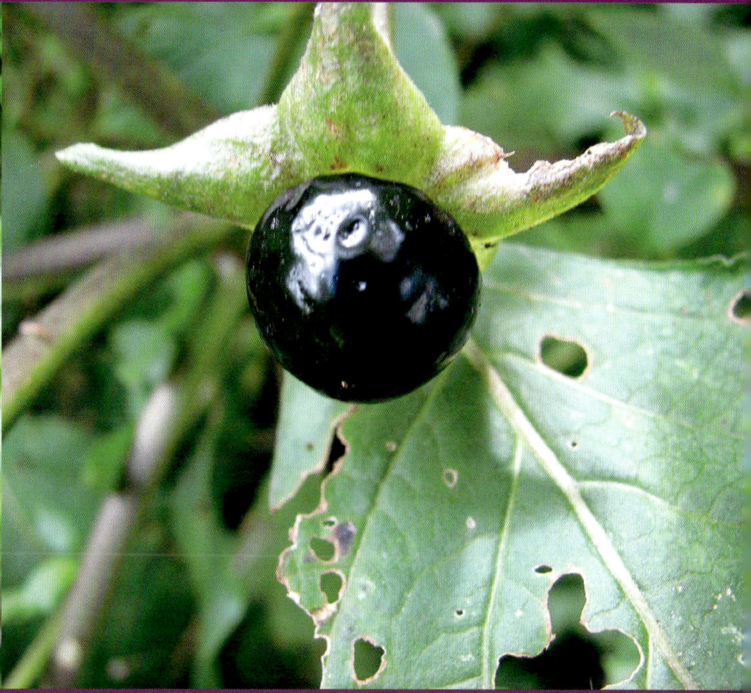

Freundschaft mit einer Giftpflanze schließen

Wichtiger als bei jeder anderen Pflanze ist es bei Tollkirsche, Eisenhut, Datura, Stechapfel, Ambrosia, Herkulesstaude und anderen »giftigen«, besser gesagt für Menschen »ungenießbaren« Pflanzen, sich respektvoll zu nähern und diese Pflanzen keinesfalls »nutzen« zu wollen. Es gibt immer wieder Menschen, die glauben, man könne schon ein bisschen davon essen und damit auf Trip gehen. Diese Trips enden oft im Krankenhaus. Gelegentlich sterben Experimentierfreudige am Verzehr. Auch wer nicht daran stirbt, wird zum Andenken vielleicht Hirnschäden oder immer wiederkehrende Kopfschmerzen behalten. Frau Tödin lässt nicht mit sich herumexperimentieren. Tiefe Berührung mit ihr bringt die Auflösung der Materie, den Tod des physischen Körpers. Freundschaft entsteht über die Sinne, das Sehen, das Riechen. Selbst die zarteste Berührung einer Giftpflanze kann für manche Menschen schon problematisch sein. Deshalb führt der beste Weg der Annäherung in die nicht körperliche Wirklichkeitsebene, in die Imagination.

Setz dich also zu einer Pflanze, mit der du dich befreunden willst, und rücke ihr nicht zu nah auf den Leib. Schließ die Augen und fühle dich ein in ihr Kraftfeld, in die von ihr ausgehenden Botschaften in Form von Düften. Lass alle Gedanken auftauchen und weiterziehen, halte nichts fest, erwarte nichts. Nimm wahr, welche Bilder aufsteigen, ohne sie zu beeinflussen. Nimm deine Gefühle und Körperempfindungen wahr. Am besten gelingt der Kontakt, wenn es keine Vorgabe gibt, wenn man nicht denkt: Jetzt muss ich eine Botschaft oder eine Lehre, einen Rat oder Hilfe erhalten. Einfach wahrnehmen, da sein.

Lass ganz allmählich den Atem wieder tiefer und körperlicher werden. Bewege Zehen und Finger, wandere mit dem Atem durch den Körper und komme ganz im Körper an. Wenn eine tranceähnliche Verbindung zu der Pflanze entstanden ist, löse diese langsam wieder. Öffne die Augen, gewinne durch den Blick auf die Pflanze wieder Abstand. Ich würde mich immer auch bei der Pflanze bedanken. In manchen Naturkostläden und Pflanzenmärkten gibt es Muschelkalk zu kaufen. Ich streue den Pflanzen, mit denen ich in Kontakt gehe, immer etwas Muschelkalk hin, das gibt ihnen Nahrung. Auch Tabak (unbehandelten) kann man ausstreuen und folgt damit der Tradition amerikanischer UreinwohnerInnen, die der Natur Tabak schenken, wenn sie etwas von ihr bekommen.

Die Unsichtbare

Wir bemerken sie nicht, weil sie immer da ist. Ihre wohltuende Berührung ist uns derart vertraut, dass wir kaum jemals über sie nachdenken. Wir lassen sie in alle Winkel unseres Körpers, öffnen uns ihr vollkommen – die Luft. Als Duft erfreut sie uns, als Wind zerzaust sie uns, wenn sie nicht in uns einströmt, ersticken wir. Erst wenn wir ein Problem mit der Atmung haben, wird uns klar, wie sehr wir auf die Luft, auf den freien Strom der Luft angewiesen sind. Wir können beschließen, etwas nicht zu essen oder nicht zu trinken, aber wir können nicht verhindern, dass Luft in unseren Körper sickert und alle Zellen berührt. Ist die Luft

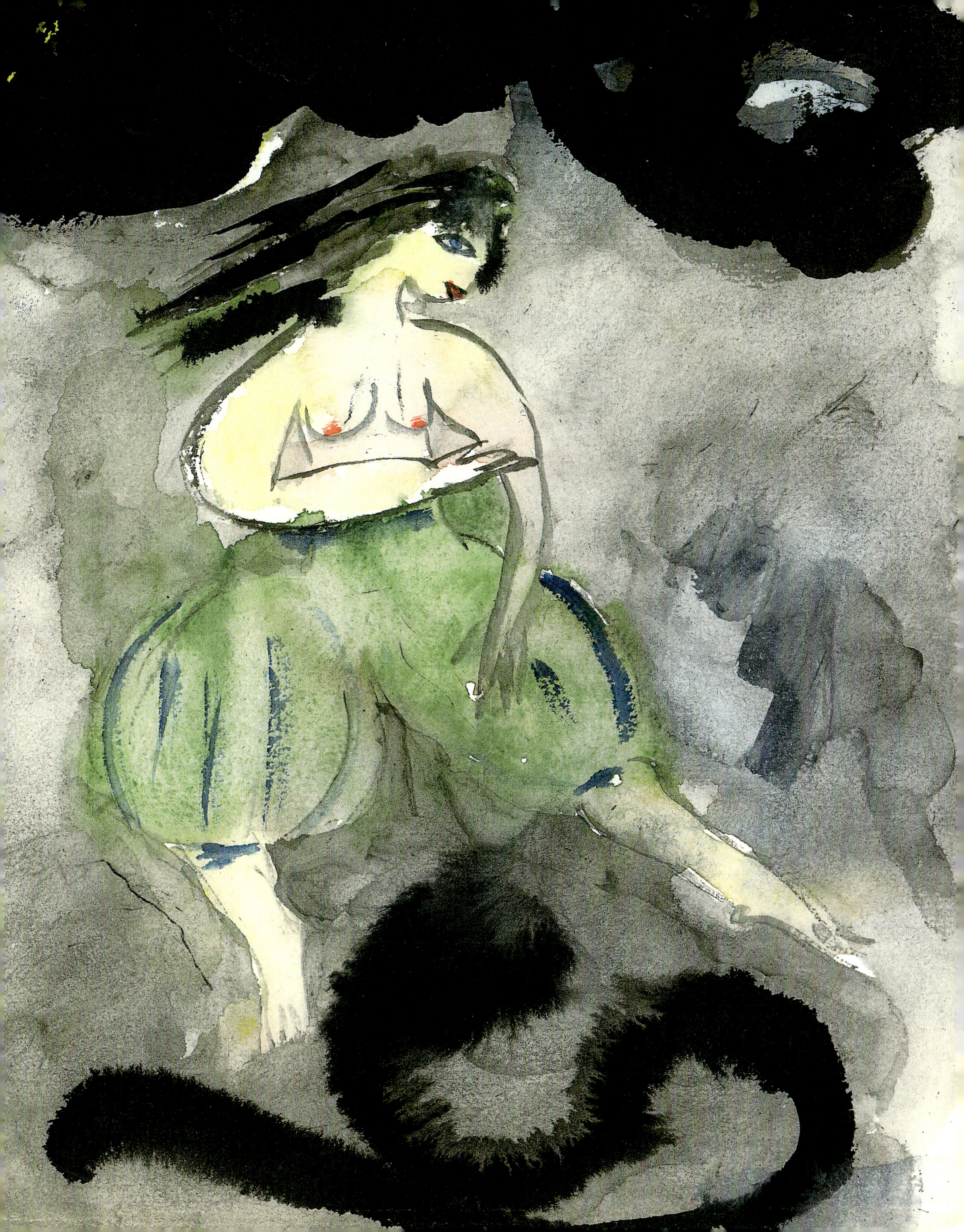

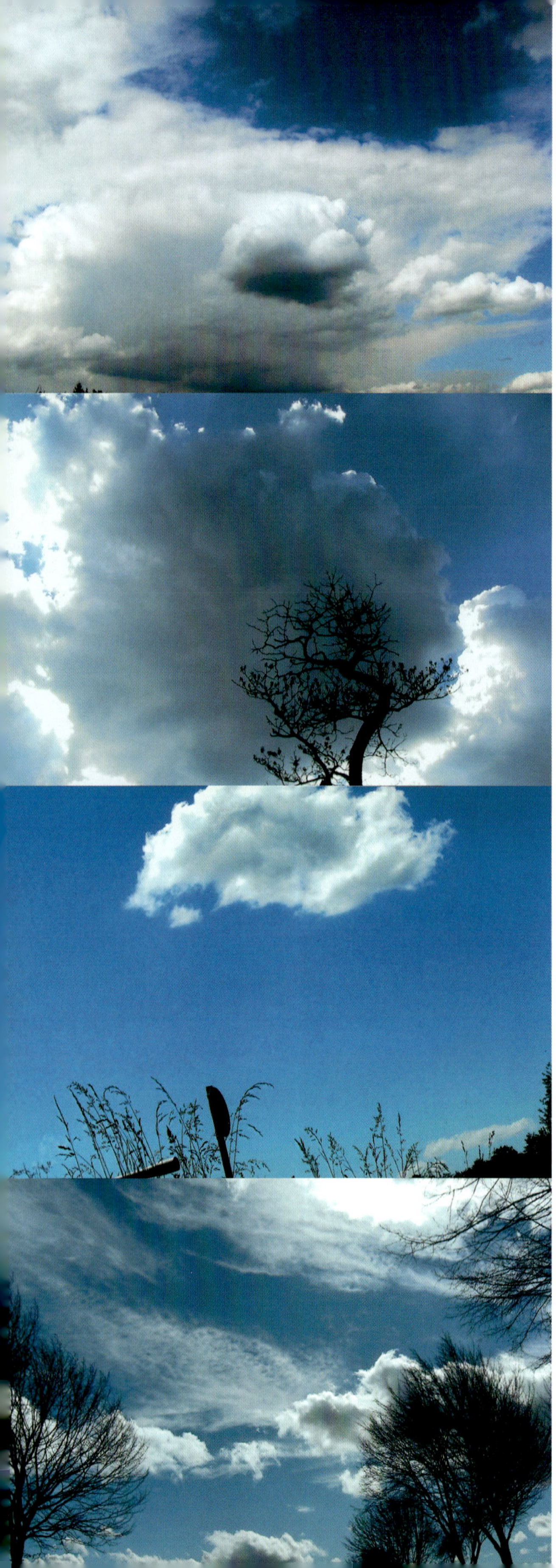

mit guten Gerüchen gesättigt, enthält sie viel Sauerstoff und ist sie rein, dann ist das Atmen einfach das reine Vergnügen. Wir fühlen uns erholt und wohl. Kommt die Luft jedoch mit Gift und Schadstoffen, mit Partikeln, die wir nicht vertragen, dann wird das Atmen zur Qual, die Luft macht uns Atemnot, Asthma vielleicht sogar.

Ist es nicht kurios, dass Technologie und »Fortschritt« ausgerechnet die Luft am meisten verpesten? Man könnte doch denken, wenn wir so auf die exakte Zusammensetzung unserer Atemluft angewiesen sind, wie es der Fall ist, dass es keine wichtigere Bestrebung gebe, als diese Zusammensetzung nicht zu gefährden. Das Gegenteil ist der Fall. Zwar wird heute der Luftraum schon bemessen, verkauft und umkämpft, doch die gute Verbindung zur Luft steht nicht zur Debatte.

Luft, dieses wesentlichste aller Elemente, wird in vielen Sagen und Mythen mit den Feen verbunden. Feen fliegen mit der Luft, ja, sind Luft und verwandeln sich, sind ätherische Wesen, die sich verflüchtigen und verdichten, je nachdem, mit wem sie zusammenkommen.

Die Physik nennt diese Feen vielleicht Quarks oder Higgsteilchen, Neutrinos oder Protonen. Die Wissenschaftler haben ja entdeckt, dass die Luft gar nicht leer ist, sondern erfüllt von Teilchen und von sogenannter schwarzer Materie. Die Mythologie tut sich da nicht so schwer. Feen, Engel, Elfen sind eben

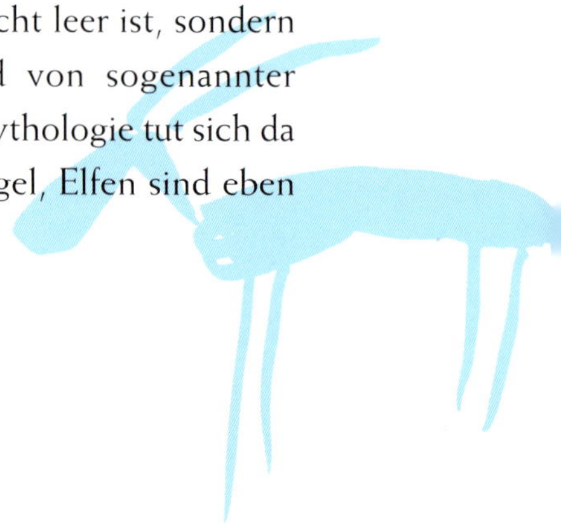

Wesen der anderen Wirklichkeitsebenen. Sie reiten auf Energiewellen. Mit Tönen und guten Düften werden sie gelockt. Sie lieben Gesang und Rauch, Rhythmus und Musik. Viele Märchen erzählen von Begegnungen dieser Luftgeister mit Menschen. Wer sie verspottet, wird bestraft, wer sie erfreut, kann sich auf eine lange glückliche Verbindung mit diesen Wesen der Luft freuen.

Obwohl rationale Menschen natürlich nicht an eine Fee glauben, ist doch der Sprachgebrauch voll von Anspielungen auf Feen. Die Glücksfee zieht die Lottozahlen, die Zahnfee holt den ausgefallenen Milchzahn. Manch eine Frau hört auch: Du bist meine gute Fee! Und Kinder haben selbst in den rationalsten Familien einen Schutzengel. Zum Glück!

Feen zu begegnen erfordert Stille und ein offenes Herz für alle Wesen. Nicht urteilen, nicht beweisen, nicht testen – einfach da sein und wahrnehmen. Die Bewegungen in der Natur beobachten und nicht bei jedem ungewöhnlichen Ereignis denken: Das kann nicht sein. Oft verhindern wir Entdeckungen durch den Zweifel. Weil es nicht wissenschaftlich bewiesen ist, erscheint es uns unwahrscheinlich. Erst wenn wir aufhören, in Kategorien von möglich und unmöglich, rational und irrational zu denken, öffnen sich die Sinne für alle Wahrnehmungen. Das ist der Augenblick, in dem wir der Fee begegnen können.

Mit einer Pflanze atmen

Wenn wir ins Grüne gehen, tun wir das natürlich meistens, ohne uns darüber bewusst zu sein. Wir atmen den Sauerstoff ein, den die Pflanzen ausatmen. Um diesen Vorgang ganz bewusst zu erleben, ist es gut, sich eine Blume, einen Strauch, eine Pflanze, einen Baum auszuwählen und sich dazuzusetzen. Die Hände berühren ganz leicht den Baumstamm oder die Blätter. Vollständig ausatmen: Ich gebe. Einatmen: Ich nehme auf. Was ich ausatme, nimmt die Pflanze auf und verwandelt es. Was die Pflanze ausatmet, nehme ich auf und verwandle es. Ein Hin-und-her-Rhythmus entsteht. Der Atem wird langsamer, das Gefühl für die Pflanze wird persönlicher. Sie wird Teil von mir mit allem, was sie von mir aufnimmt, ich werde Teil von ihr mit allem, was ich von ihr aufnehme. Je länger ich mit einer Pflanze atme, desto mehr sinke ich in den feinstofflichen Teil meines Körpers, des Pflanzenkörpers. Das ist keine esoterische Erfahrung, sondern einfach eine sehr genaue Wahrnehmung dessen, was gerade stattfindet. Im normalen Leben, wo alles schnell zugeht, ist dafür keine Zeit, keine Gelegenheit. Doch jetzt geschieht dieses Einlassen aufeinander ganz natürlich. Ich muss mich nicht ermahnen, ruhig zu werden; in der Konzentration auf diesen wechselseitigen Atem wird der Puls langsamer, der Blutdruck sinkt, der ganze Organismus fällt in hellwache Wahrnehmung bei gleichzeitiger Entspannung. Ich setze mich bei so einem Austausch mit einer Pflanze gern auf eine größere Unterlage, weil ich irgendwann zur Seite sinke und einschlafe.

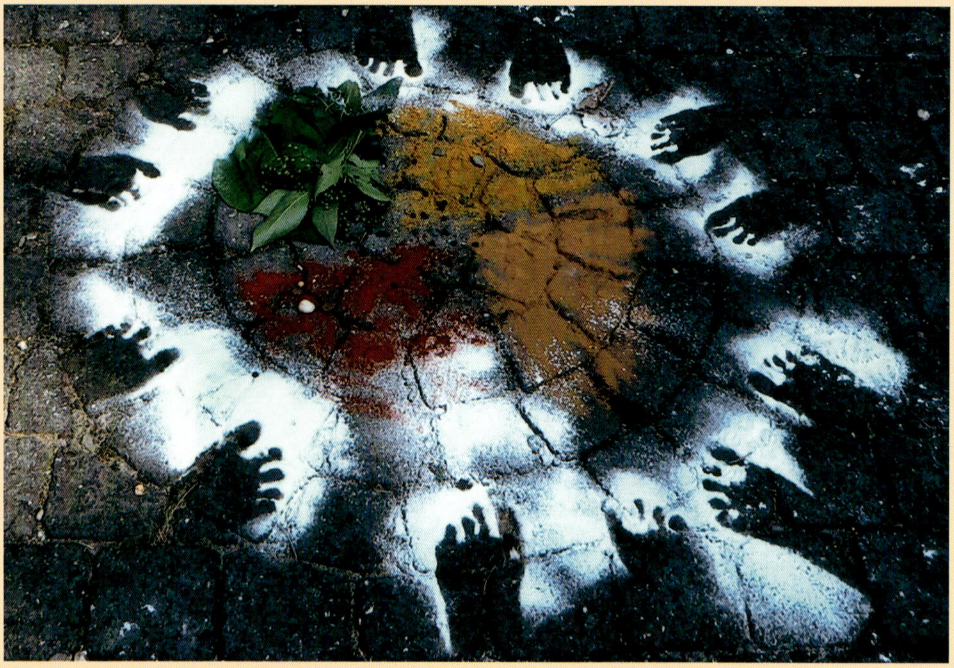

Den Wind füttern

Für dieses Ritual nehme ich Weißmehl, weil es eine natürliche Substanz ist, die gut der Erde, dem Wind und den Pflanzen gegeben werden kann. Ich gehe gern an die Isar, auf einen Berg oder an einen See, aber manchmal rufe ich den Wind mitten auf einer Straßenkreuzung. Ich nehme eine Handvoll Mehl, werfe sie in die Luft und rufe den Wind. Wieder eine Handvoll Mehl – ich rufe eine Energie, die ich gut finde, zum Beispiel Freude, wieder eine – Heilung. Noch eine – Lebenskraft und so weiter. Wenn mehrere dieses Ritual zusammen machen, geht das Mehl so lang im Kreis herum, bis nichts mehr übrig ist. Jede/r ruft eine Kraft und wirft dem Wind Mehl in die Luft. Ich habe die Erfahrung gemacht, dass bei so einem Ritual der Wind kommt, auch wenn vorher keiner da war. Der Wind liebt es, mit Mehl zu spielen. Mit dem Rest des Mehls kann in der Mitte des Kreises auch eine Spirale gestreut werden. Weißmehl hat große Leuchtkraft und ist lange zu sehen.

Die Fremde

Eingeschlichen hat sie sich mit einem Liebhaber. Er nahm sie mit hierher und jetzt hat sie ihre Familie nachgeholt und alle vermehren sich unkontrolliert. Sie bedrohen die Einheimischen mit ihren fremden Kräften und mit ihrer schier unbegrenzten Fruchtbarkeit. Ausrotten muss man die! So schnell wie möglich. Die Rede ist vom indischen Springkraut. Wenn man manche Förster, Kräuterkundige oder Bauern hört, gewinnt man den Eindruck, dass es für jede problematische Entwicklung auf der Welt nur eins zu geben scheint: ausrotten. Wenn man die Sache näher betrachtet, ergibt sich ein ganz anderes Bild. Das »böse« indische Springkraut zum Beispiel vermehrt sich zwar enorm schnell, doch ist es eine der Lieblingstankstellen für Bienen – eine Bienenweide, bestätigt mir eine Kräuterfrau. Da wir viele heimische Blütenpflanzen bereits ausgerottet haben, tun sich die Bienen immer schwerer, an Blütenstaub zu gelangen. Mit dem Springkraut ist das kein Problem mehr. Und sterben die Bienen, sagte Albert Einstein, dann stirbt auch bald der Mensch.

Wir sollten uns vor dem Springkraut auf die Knie werfen vor Dankbarkeit. Diese Pflanze liefert nicht nur den Bienen Nahrung, sondern lindert als Blütenessenz Impatiens Wut, Erregung, blinden Aktionismus, Ungeduld. Sie steht da und lächelt uns an, doch wir sehen ihr Lächeln nicht. Wir sehen nur die Bedrohung. Die wuchert alles zu! Das tun übrigens gern auch Brennnessel, Klette, Distel, Knoblauchrauke, Giersch, Esche, Brombeeren oder Minze, Waldbingelkraut, Mädesüß und Binsen, sie breiten sich aus, wo sie nur können. Nur die stören niemanden. Warum nicht? Weil wir sie gewöhnt sind. Doch die Fremden, die stören uns schon. Was wollen die hier? Am Ende gibt es nur noch die und keine anderen mehr!

Eine Fremde, die im ausgehungerten Europa einmal sehr beliebt war und heute in Deutschland als Hauptnahrungsmittel geschätzt wird, ist die Kartoffel. Die ist auch nicht auf unserem Mist gewachsen, doch weil die Menschen hungerten, störte sie die fremde Herkunft der Kartoffel kein bisschen. Auch die Tomate hat sich so schnell beliebt gemacht, genau wie die italienischen Pastaköche und Pizzabäcker, denen die Tomate ihren Aufstieg in der kulinarischen Hitliste verdankt. Spaghetti glitten derart unbemerkt in unsere heimische Küche, dass kaum jemand bemerkte, dass sie aus China kamen.

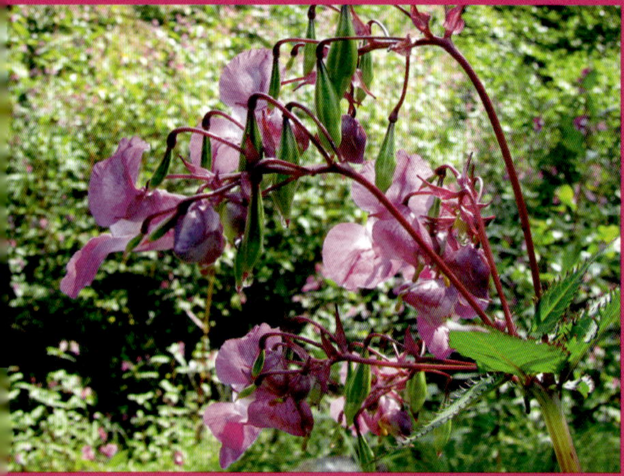

Geh doch da hin, wo der Pfeffer wächst! Dieser Spruch zeigt, dass schon lange der geheimnisvolle fremde Ursprung des Pfeffers und überhaupt vieler Gewürze ins Gerede kam. Doch nicht von allen fremden Kräutern, Gewürzen und Pflanzen fühlen sich die Menschen bedroht. »Das Land, wo die Zitronen blühen«, ist ein verheißungsvoller Ort. Die Zitrone kommt nicht als Feindin, sondern eher, genau wie Orangen, als erfreuliche Zutat zum allzu kargen winterlichen Speiseplan. Die Banane hat eine besonders kuriose Karriere gemacht. Bananenrepubliken sind nicht gerade die Traumländer rechtschaffener Menschen, doch Bananen essen alle gern, weil sie »so viel Kalium und Kalzium enthalten«, da kann fast nur der Broccoli mithalten, der auch fremd ist. Deutschland wurde eine Art Bananenrepublik, als die Mauer fiel, fast schien es, als hätten die Menschen nur dafür gekämpft, endlich Bananen essen zu können. Und da auch fremdenfeindliche Deutsche Bananen essen, hätte der einzig wahre Spruch, um sie zu entlarven, lauten müssen: »Deutsche, esst nur deutsche Bananen.« Leider haben die meist keinen Humor und die Integration des Fremden beschränkt sich vielerorts tatsächlich auf Obst und Südfrüchte, japanische oder koreanische Computertechnologie und osteuropäische Altenpflegerinnen.

Die Göttin aus der Fremde, Göttin der Fahrenden, der nomadischen Volksgruppen, ist Sara-Kali. Einmal im Jahr unternehmen die nomadischen UreinwohnerInnen Osteuropas, Roma und Sinti, eine Wallfahrt nach Südfrankreich, nach Sainte-Marie-de-la-Mer, um Sara-Kali, die dunkle Göttin, die Fremde, die Beschützerin der nicht Sesshaften, die Mutter aller Fahrender zu verehren. Eine Figur der Sara-Kali, auch als Maria getarnt, die unter ihrem Rock die dunkle Göttin, die vorchristliche Urmutter verbirgt, wird dort in einer Prozession zum Meer getragen und ins Wasser getaucht. La Mer, la Mère – die französische Sprache enthüllt, worum es geht. Sara-Kali ist die Meermutter, die Mutter allen Ursprungs, denn am Beginn unserer Erde war nur Wasser. Im Wasser gehörte alles zusammen, es gab keine Trennung in Gut und Böse, in Arm und Reich, in Richtig und Falsch, in Fremd oder Vertraut. Im Fließen verband sich alles mit allem. Wie könnte es da etwas Fremdes, etwas Zugehöriges oder Ausgestoßenes geben? Die Göttin Sara-Kali, die vermutlich viel mit der ältesten benannten Göttin überhaupt, mit Kali, zu tun hat und genau wie diese dunkel ist, symbolisiert das, was wir nicht wissen können, das Geheimnis, das Verborgene, aber auch die Integration. Die Rückkehr in den gemeinsamen Ursprung aller Wesen, in das Meer.

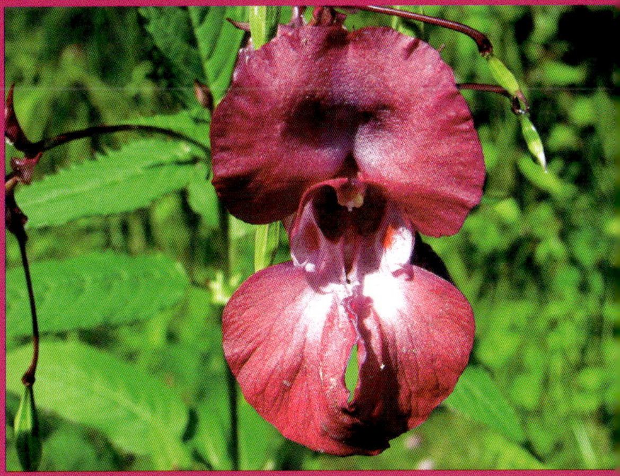

Kehren wir noch einen Augenblick zum Springkraut zurück. Da steht es und provoziert uns mit diesen spektakulär schönen Blüten und diesen noch spektakuläreren Samenkapseln, die sich alle gleichzeitig öffnen. Heraus springen Tausende und Abertausende von kleinen Samen und verteilen sich sofort überall, leben sich in die Erde ein und beginnen, neue Pflanzen zu bilden. Da kommt die

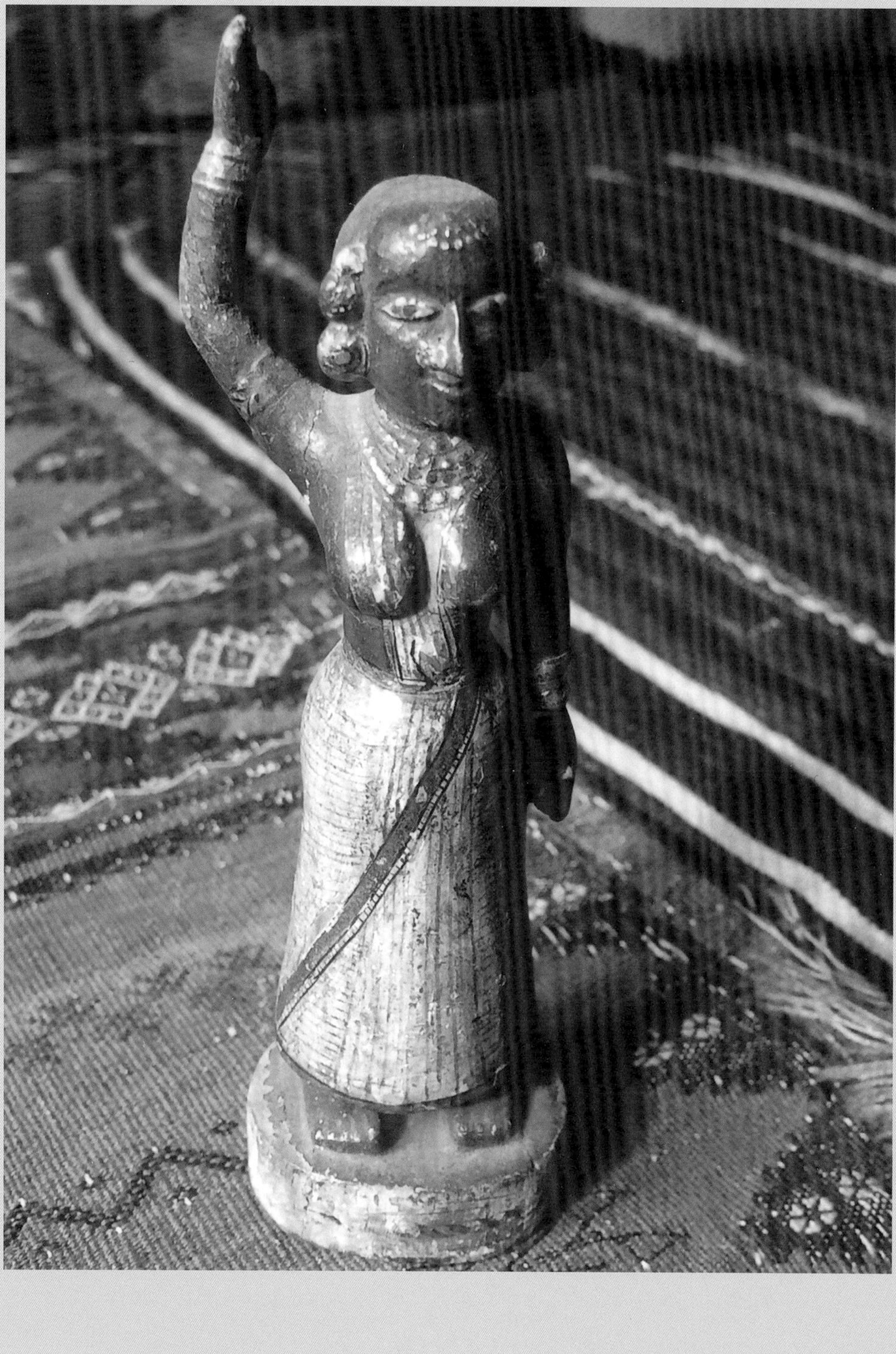

neugierige Esche, sie beugt sich über die rosaroten Schönheiten und nimmt ihnen etwas Licht weg, schon gibt es weniger neue Pflanzen. Die streitlustige Brombeere rankt sich hinein in den rosaroten Wald und nimmt Kontakt auf. Von Vernichtung ist da keine Rede, eher schon von Rückzug und Einschränkung. Die ideale Integration des Fremden ist natürlich, wen wird's wundern, nicht die Ausrottung, sondern die Gemeinschaft. Zusammenstehen, einander das geben, was fehlt, austauschen, aber auch Revier abtreten.

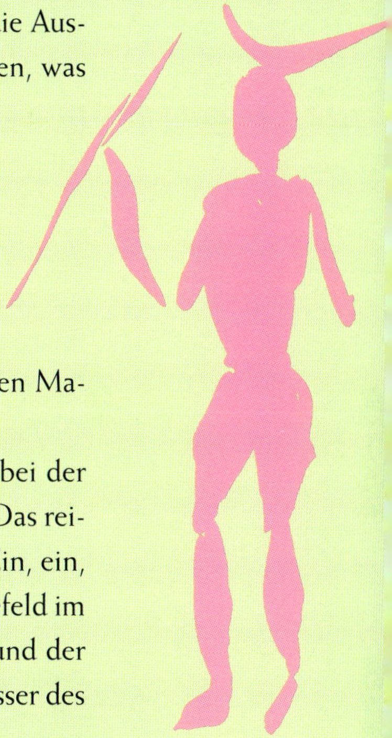

Wanderung zu Sara-Kali, zur schwarzen Madonna, zur dunklen Göttin

Informiere dich, wo es in deiner Nähe einen Altar mit einer schwarzen Madonna gibt. Mach dich auf den Weg, sie zu besuchen.

Unterwegs kannst du immer wieder eine Atemtechnik ausprobieren, bei der zweimal hintereinander eingeatmet und danach einmal ausgeatmet wird. Das reinigt die Nieren und bringt die Energie im Körper in Fluss. Ein, ein, aus. Ein, ein, aus. Wenn man eine Zeit lang gehend so atmet, verändert sich das Energiefeld im Körper, das Hirn öffnet die geheimen Kammern im limbischen System und der Mandelkern schüttet unbekannte Kräfte aus, die Nieren fangen an, die Wasser des Körpers zu entgiften.

Bei der schwarzen Madonna angekommen, lass dir alles durch den Kopf gehen, was dir vertraut ist, dann alles, was dir fremd und in dein Leben eingesickert ist. Überlege, wie du mit dem Fremden, mit Bedrohung, mit Angriff auf dein Revier umgehst, und mach dir bewusst, dass die Erde rund ist, wir alle auf ihr geboren wurden, auf ihr sterben werden und von ihr vollkommen abhängig sind. Lass das Bild der Verbundenheit mit allen Wesen aufsteigen. Alle gehören zusammen, alle brauchen einander. Schwarze Madonnen gibt es unter anderem in Kloster Neuburg in Österreich, in Maria Einsiedeln in der Schweiz, in Altötting in Bayern, in Montserrat in Spanien.

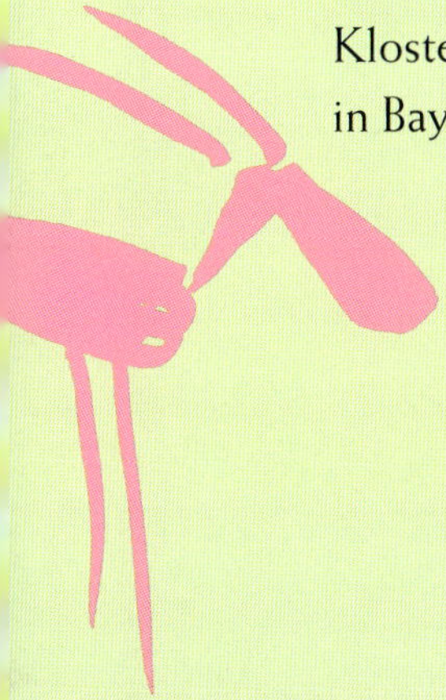

Blütenessenz vom Springkraut

Geh mit einem gläsernen Destillierkolben oder einem Glas in den Wald. Such dir eine Stelle, wo du Quellwasser schöpfen kannst, und fülle das Glas mit diesem Wasser. Du kannst dazu singen, das bringt das Wasser in gute Schwingungen. Dann geh zu einem Ort, wo Springkraut wächst, und halte eine Pflanze mit dem Kopf ins Wasser, ohne sie auszureißen. Es schadet kein bisschen, wenn die Sonne auf das Glas, die Pflanze und das Quellwasser scheint. Während die Pflanze ihre Energie ans Wasser abgibt, kannst du singen oder schweigen, du kannst ein inneres Lächeln aufsteigen lassen und dir vorstellen, dass sich das Lächeln überallhin ausbreitet. Nach einer Weile, wenn du fühlst, dass es reicht, ziehst du die Pflanze wieder aus dem Wasser, verschließt das Glas und schüttelst es. Dazu kannst du singen oder schöne Kräfte benennen, also zum Beispiel: Heilung, Freude, Lachen usw.

Zu Hause gibst du etwas Wodka in die Essenz, damit sie sich länger hält, und nimmst jeweils nur ein paar Tropfen auf ein Glas Wasser.

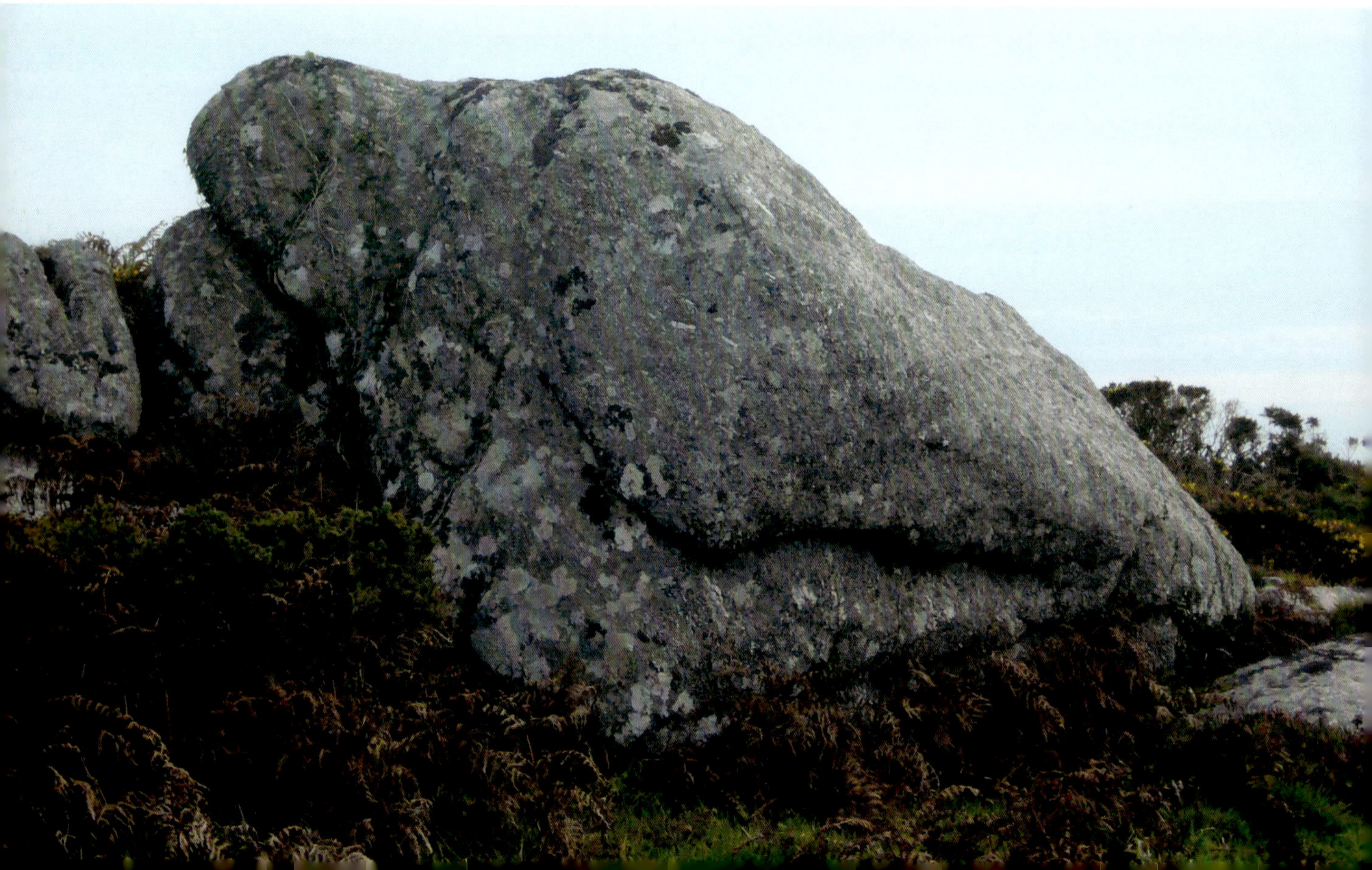

Die Heilerin

Als ich die Kamillenfamilie entdecke, werfe ich mich lang auf den Boden, mitten auf den Feldweg, den Kopf ganz nah zu den Kamillenblüten. Sie scheinen sich von mir wegzubeugen. Jetzt ist eine gute Gelegenheit herauszufinden, was zwischen der Kamille und mir abläuft. Die Kamille ist ein Universalheilkraut, glaubt man den Kräuterbüchern. Anscheinend kann sie so gut wie alles heilen: Entzündungen, Magen- und Darmprobleme, Fieber, Augentrübungen und Augenentzündungen, Hautirritationen, Kopfschmerzen und so weiter. Das hängt mit den Inhaltsstoffen der Pflanze zusammen, mit Salicylarten und Azulen. Doch bei mir machte sie etwas ganz anderes: Ich spülte meine entzündeten Augen mit Kamillensud und alles wurde noch schlimmer. Ich trank Kamillentee, als mir schlecht war, und musste mich übergeben.

Gleich reißt sie dich aus, wispert der Spitzwegerich warnend.

Die Kamille betrachtet mich mit ihren vielen Hautzellen, während ich an ihr rieche.

Du bist zu ungeduldig, sagt sie.

Ich denke darüber nach.

Ich stehe hier, sagt sie, Schuhe steigen auf mich drauf, ein Traktor fährt über mir vorbei, manchmal fährt er mich platt. Hunde pinkeln mich an, Menschen reißen meine Blüten ab ...

Das weiß die nicht, sagt der Spitzwegerich, die kommt und geht und versteht nichts.

Gar nichts verstehe ich nicht, wehre ich lahm ab.

In die Erde hineinfühlen, sagt die Kamille, versinken, träumen, den Himmel spüren, die Dunkelheit der Nacht aufsaugen, den Duft aufsteigen lassen, mit der kühlen Nachtluft eins werden, mit dem ersten Licht wachsen, die ersten Sonnenstrahlen aufnehmen ...

Ich sage nichts. Ein Flugzeug fliegt über uns hinweg.

Ich habe mich auf den Weg zur Kamille gemacht, weil sie eine der wenigen Pflanzen ist, mit denen ich nicht gut auskomme. Kamille ist einfach nicht kom-

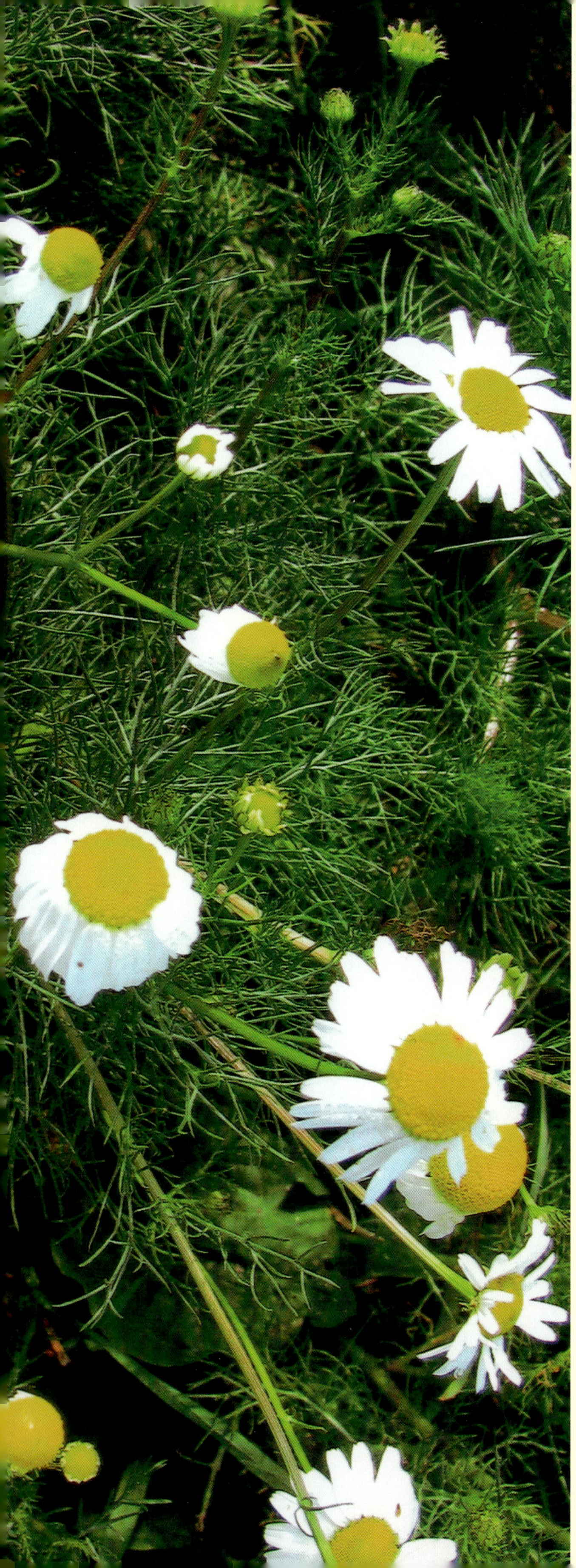

patibel mit meiner Energie. Eigentlich tut mir das leid, denn ich liebe ihre zarte Schönheit, ich rieche sie gern und ich bewundere ihre Hartnäckigkeit, an Wegrändern zu überleben.

Erzähl mir von dir, sagt die Kamille.

Unter meinem Fenster ist ein Raucherclub, sage ich, am Abend stinkt der Rauch zum Himmel. Ich liege im Bett und träume, manchmal schalte ich den Laptop ein und schreibe. Ich trinke Tee. Ich gehe ins Kino. Ich tanze. Ich mache Yoga. Ich telefoniere. Koche mir etwas zu essen. Sehe Freundinnen und singe. Hab ich das noch gesagt oder schon geträumt? Ich bin eingeschlafen, habe mich im Schlaf zur Seite gerollt, liege jetzt mit dem Gesicht auf dem Breitwegerich. Zarte Berührung.

Die Kamillenblüten bewegen sich sachte im aufkommenden Abendwind.

Bleib da, sagt der Spitzwegerich.

Bleiben. Ich stelle mir vor, wie ich bleibe. Nicht nur eine Stunde oder eine Nacht. Immer. Immer hier sein. Stiefel gehen vorbei, Halbschuhe, Turnschuhe, Gummistiefel, Sandalen. Sie gehen vorbei, treten mich. Menschen laufen redend, lachend an mir vorüber, ohne mich zu sehen, tun mir weh, ohne sich dessen bewusst zu sein. Dann beugt sich jemand zu mir herunter. Heile mich. Jemand zerrt an mir, will mich ausreißen. Ich kann mich nicht bewegen. Ich bin in einem Albtraum und kann nicht aufwachen. Neben mir die grünen Stiele der Kamille, die in feinen Fasern auslaufen. Mit großem Geschrei wird etwas über mich, über die Pflanzen um mich herum gerollt. Ein Kinderwagen. Schreiend entfernen sich die Kinder, die ihn schieben. Ein Tier duckt sich unter dem Stacheldrahtzaun durch und streicht vorbei. Ein Marder. Schnuppert kurz an mir, trollt sich. Es ist kalt. Wassertropfen bilden sich auf meiner Haut. Überall steigt Duft auf, ich steige mit auf. Duft wie Farben, Duft wie Musik. Ich tanze durch die Luft, wiege mich, drehe mich, wirble, sinke wieder auf die Erde. Meine Fingerspitzen berühren die Kamillenblütenpolster. Elektrische Ströme scheinen durch meine Finger zu fahren und mich zu beleben.

Dann bin ich doch wieder eingeschlafen. Meine Schulter ist ganz steif. Es ist Nacht. Ich liege auf dem Feldweg, meine Kleidung ist feucht. Feucht sind auch die feinen Faserspitzen der Kamille. Ich stehe auf, klopfe meine Kleidung ab. Jetzt bin ich ganz weit von den Kamillenpflanzen und dem Spitzwegerich entfernt, ganz weit oben. Ich rieche nichts mehr. Meine Füße fühlen sich taub an. Ich stampfe ein paar Mal auf. Die Pflanzen stehen da unten und bewegen sich nicht. Ich bücke mich und streiche mit den Fingern über die Stängel und Rispen, über die Blüten und Blätter. Als ich fortgehe, verlasse ich nicht nur einen Ort, ich verlasse eine Seinsform, eine Art zu leben.

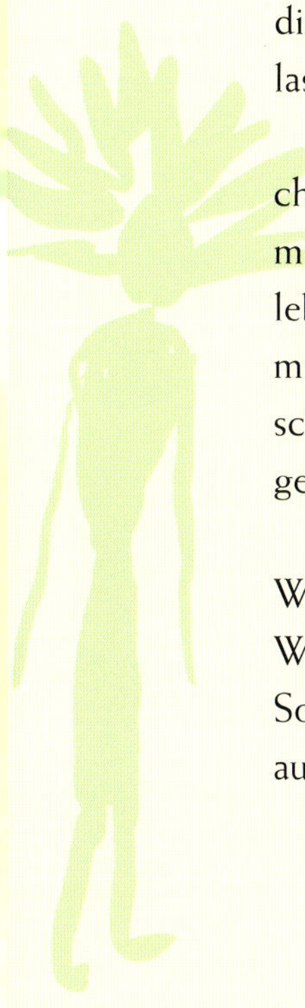

Am nächsten Tag gehe ich noch einmal zur Kamille. Ich setze mich und horche. Warum sollten wir Kamillenblüten ausreißen, wenn es synthetische Arzneimittel gibt, die uns heilen können? Warum müssen Pflanzen sterben, damit wir leben können? Habe ich das gedacht? Klar, was weiß eine Kamille von Medikamenten. Oder weiß sie mehr, als ich ahne? Gibt es eine Kommunikation zwischen Pflanzen, die in der Erde verwurzelt sind, und Pflanzen, die geerntet, getrocknet und verarbeitet wurden?

Ich sinke in die Erde und Pflanzen beginnen, über mich hinwegzusteigen, ihre Wurzeln um mich herum auszubreiten. Ich spüre, wie ich zerfalle, wie ich Teil der Wurzeln und der Pflanzen werde, ich beginne, mich ganz aufzulösen und der Sonne hinzuwenden. Ich wachse in den Himmel. Ich bin Mensch, aber ich bin auch Erde, Pflanze, Duft, Sonnenlicht.

Genau, sagt die Kamille.

Am innigsten verbunden mit der Kamille ist Hygieia, die Göttin der Heilung,

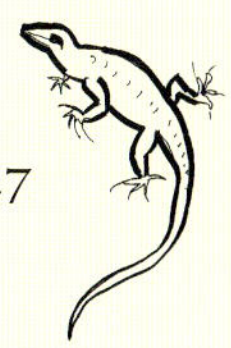

der die Kamille gewidmet ist. Hygieia steht für die Balance in der Natur, im Körper. Sie gleicht die Kräfte aus, sie bringt alles wieder ins Lot. Sie fordert uns heraus, Gifte und Schmutz vom Körper, aus dem Körper auszuleiten, abzuwaschen, sie ist die Beschützerin der Heilerinnen und Hebammen und fordert Sauberkeit im Umgang mit kranken Menschen, im Umgang mit dem eigenen Körper. Ihre Sauberkeit ist nicht der Waschzwang oder die Sagrotandusche, sondern die Freundschaft mit dem Wasser, dem Fließenden. Ihr Symbol ist deshalb auch die Wasserschale. Das Wort Hygiene leitet sich vom Namen der Göttin Hygieia ab.

Wanderung zur Kamille

Wer Heilung sucht, kann einen Spaziergang zur Kamille machen. Es ist gar nicht so einfach, Kamillepflanzen überhaupt zu finden. Wo Wiesen und Felder überdüngt sind, siedelt sie sich nicht gern an. Sie liebt kargen Boden, steht oft an Wegesrändern oder in dem Pflanzenstreifen, der sich zwischen zwei Spuren auf einem Weg bildet. Kamillen verschwinden so langsam, weil sie von Asphalt und Pflanzenschutzmitteln verdrängt werden. So ein Spaziergang empfiehlt sich deshalb in einer Landschaft, die von Ökobauern betreut wird. Vermutlich braucht es ein paar Spaziergänge, bis die Kamille sich finden lässt. Dann muss man sich etwas Zeit nehmen, um sie näher kennenzulernen. Ihren Duft riechen, ihre Berührung spüren. Vielleicht ist sie einverstanden, samt Blüten und Blättern mitzukommen, dann kann man sie auf einem Leintuch an einem dunklen Ort trocknen. Wie merkt man, dass sie einverstanden ist? Nach meiner Erfahrung fühlt es sich dann einfach gut an, es ist stimmig. Wenn man Zweifel hat, sollte man die Pflanze nicht bedrängen.

Wenn die Kamille auf dem Tuch ganz trocken ist, sollte sie noch einmal mit Wasser besprenkelt und nochmals getrocknet werden. Dann kann man die getrocknete Kamille entweder für Tee verwenden (nur eine Prise auf eine große Tasse) oder in Alkohol einlegen, um eine Tinktur zu machen. Man legt die gepflückten und getrockneten Kräuter in ein Glasgefäß mit Deckel und füllt das Glas mit Weingeist (schwer zu bekommen, weil er nicht frei verkauft werden

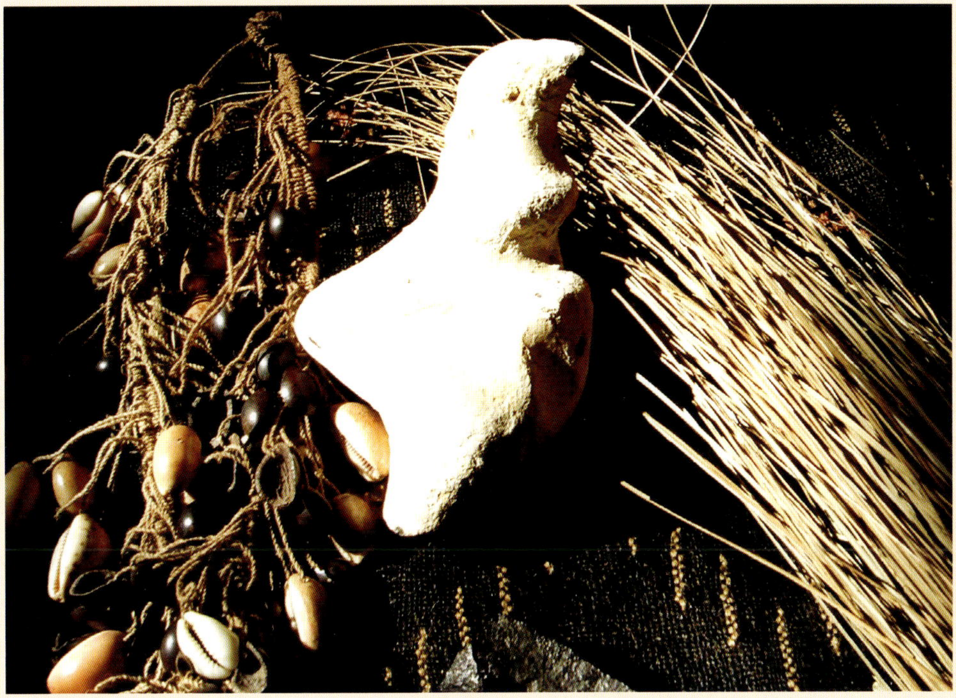

darf) oder Wodka (frei von Fuselstoffen) auf. Ich lasse das verschlossene Gefäß eine Mondphase lang so stehen und seihe die Pflanzenteile ab, trockne sie wieder auf einem Tuch und bewahre sie für Umschläge in einem Säckchen auf. Den alkoholischen Auszug verwende ich sehr sparsam. Ein Tropfen auf ein Glas Wasser für die innere Anwendung. Wenige Tropfen auf Prellungen oder Wunden.

Die Uralte

Sie sank in sich ein und verdichtete sich, das dauerte eine Ewigkeit, sie atmete ein, das dauerte eine weitere Ewigkeit, sie atmete aus, wieder verging eine Ewigkeit. In dieser Zeit stiegen Menschengeschlechter auf und zerfielen, Städte wurde gebaut und dem Erdboden gleichgemacht, Kulturen entstanden und verschwan-

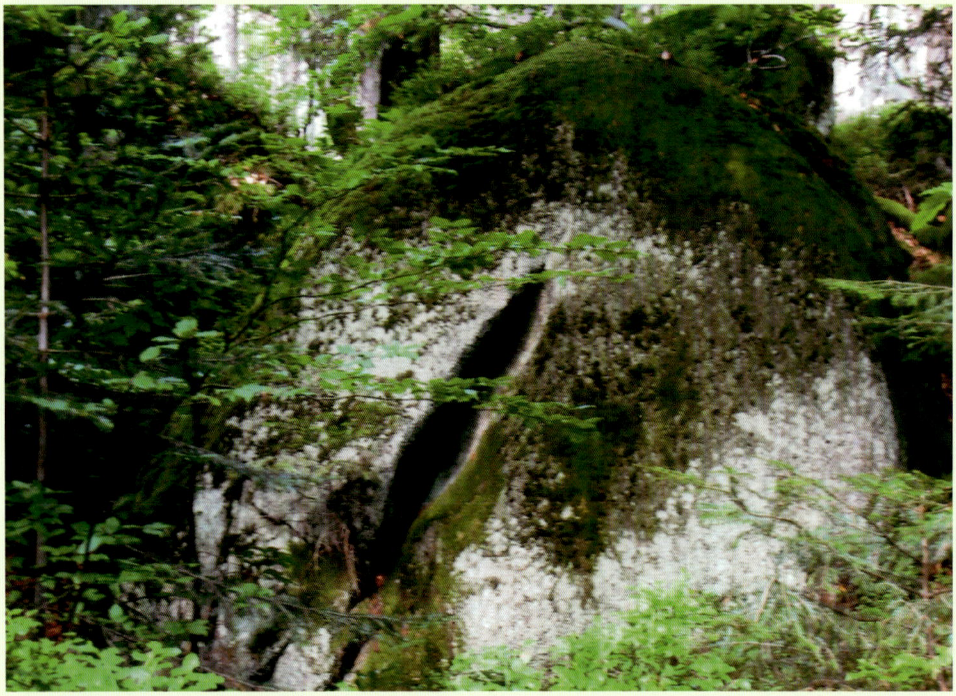

den. Sie hockte in der Erde und brütete über ihrer Kraft. Aus dem Weltall geflogen, auf der Erde gelandet, war sie einfach da. Das Energiefeld, das von ihr ausging, wurde gelegentlich von Tieren, Pflanzen oder Menschen erspürt. Dann entstand ein Kontakt. Eine Pflanze rankte sich um die Uralte, ein Tier ruhte neben ihr, ein Mensch berührte sie. Doch die Lebewesen verwelkten und starben, während sie immer jung und uralt zugleich blieb. Die Uralte, die Steingöttin.

Auf Haiti fanden Menschen einen schwarzen Stein und bearbeiteten ihn. Ein schlafendes und ein waches Auge gravierten sie in den Stein, eine Kopffüßlerin hockte nun da. Lange Zeit lebte sie in einem Museum, dann hatte sie Lust, sich in der Welt umzusehen. Sie machte sich im Gepäck eines Händlers auf den Weg. Ich lernte sie auf einer Mineralienmesse kennen und gab mein letztes Geld für sie. Dann trug ich sie nach Hause, wo sie nun zwischen anderen Uralten lag: einem Stein aus der Sahara, einem Flusskiesel aus Nepal, einem Achat aus Indien, einem Feldstein aus Bayern ... Die Steine lagen beieinander und manchmal setzte ich mich zu ihnen und lauschte. Ich fühlte nichts, ich hörte nichts, aber wie fremd-

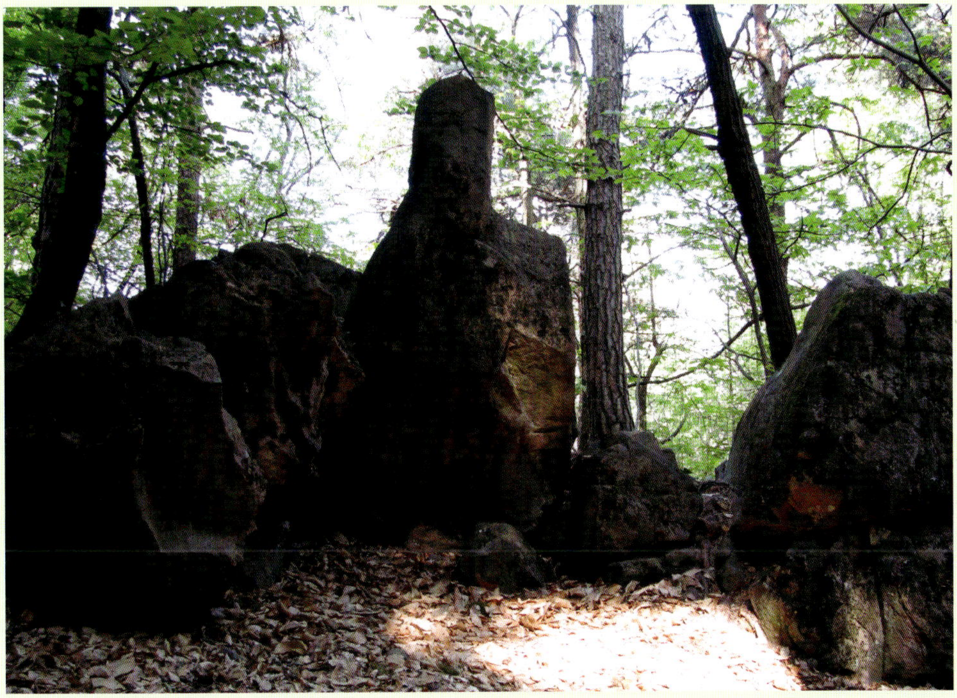

gesteuert legte ich bald diesen Stein dorthin, bald jenen hierhin. Einer wanderte in mein Bett, ein anderer in den Garten. Einer wollte zu Füßen einer indischen Göttin liegen, einer rollte unter das Regal und versteckte sich. Bald merkte ich, dass die Kommunikation der Steine untereinander und mit mir ganz anders war, als ich es gewohnt war. Wollte ich sie verstehen, so musste ich sie berühren, musste mir einen Stein auf die Stirn oder auf den Körper legen, musste beide Hände auf die Oberfläche des Steins legen. Ich lernte, Impulse zu entschlüsseln, die jenseits der Menschensprache liegen. Ganz ruhig saß ich da und fühlte, lauschte, wartete. Manchmal geschah nichts, manchmal tauchte ein Gedanke auf und verschwand wieder. Der kühle Stein, den ich auf die Stirn gelegt hatte, wurde warm und gesprächig. Bilder zogen durch mein Hirn, dockten in meinem Archiv an. Kopfschmerzen verschwanden – oder fingen sogar spontan an, weil der Stein mit meinem Hirn gerade nicht zusammenarbeiten wollte.

In der Geschichte der göttlichen Wesen und Mythen spielen Steine eine wichtige Rolle. Mit einem schwarzen Stein wird die Göttin Kali verehrt. Ein schwar-

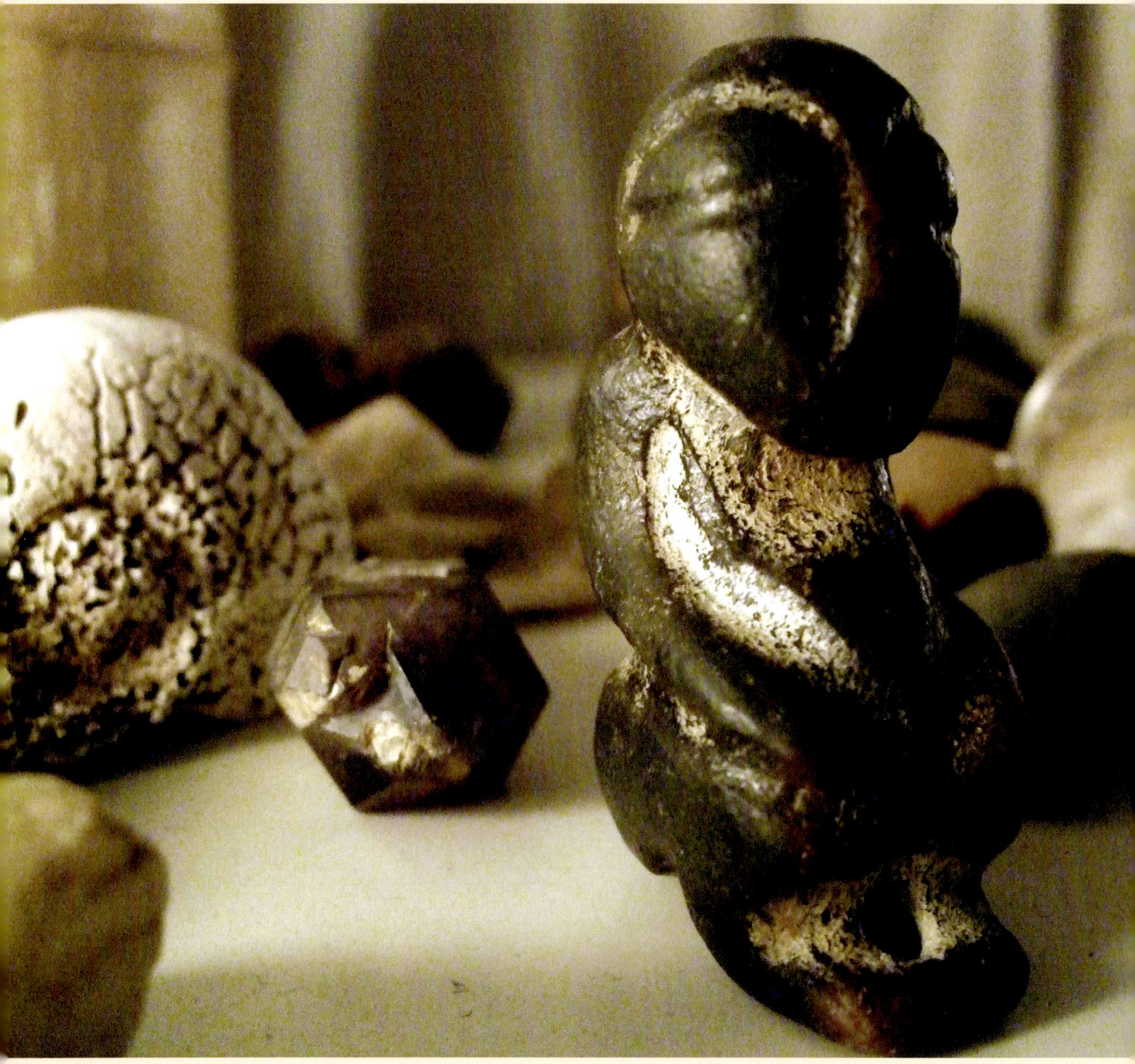

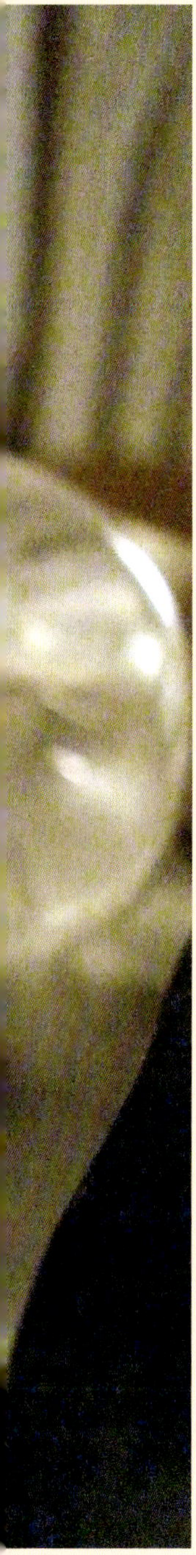

zer Stein verkörpert auch Hel oder die Percht. Der schwarze Meteorit ist Symbol der Göttin Kubaba. Immer geht es um Verdichtung, um das Dunkle, Verborgene. Die frühesten kultischen Gegenstände sind Steine, schwarze Steine, die eine abstrakte Frauengestalt zeigen, oder Vaginasteine, deren Form der Vagina gleicht. Tatsächlich enthalten ja Versteinerungen ursprünglich organisches Leben. So ist der Stein wie ein Archiv des Lebens aus alten Zeiten, wie eine Konservierung der Kraft für die Ewigkeit.

Im südenglischen Boscastle gibt es ein Hexenmuseum. Dort lag ein magischer Stein einer Hexe, die verbrannt wurde, weil sie im Besitz dieses Fanny Stones also des Vaginasteins, war. Sie heilte damit Frauenleiden. Ich sagte dem Leiter des Museums, dieser Stein gehöre nicht in ein Museum, der müsse zu einer Heilerin wandern, wo die Kraft des Steins wieder aufleben könne. Er sah mich nur entgeistert an. Einige Jahre nach meinem Besuch im Hexenmuseum von Boscastle gab es dort eine Überschwemmung. Aus einem kleinen Bach war ein reißender Fluss geworden, der das Hexenmuseum überflutete und die Hälfte des Hauses ins Meer riss. Mit dabei: der Fanny Stone. Er war nun bei der größten Heilerin angekommen, bei der Meermutter.

Auch Kristalle und Achate werden immer wieder als Heilsteine gepriesen. Daraus haben gerissene Geschäftemacher einen lukrativen Trend gestrickt. Alle möglichen Halbedelsteine werden geschliffen und als Heilsteine für viel Geld verkauft. Doch ist es mit den Steinen genau wie mit den Pflanzen: Sie wollen nicht ausgebeutet werden. Sie müssen mit großer Sorgfalt ausgesucht werden. Viele Steine haben eine starke natürliche Strahlung, die nicht jeder Mensch gut verkraftet. Manche sind deshalb sogar gefährlich für die Gesundheit eines Menschen. Wer mit Steinen leben will, muss diese Wesen kennenlernen und verstehen, ob sie mitgehen wollen. Nicht jeder Stein, der als Heilstein verkauft wird, nicht jeder Kristall, nicht jeder Karneol ist ein Heilstein. Andererseits gibt es ganz unscheinbare Feldsteine, die große Heilkraft in sich bergen. Wichtig ist, fühlen zu lernen und der eigenen Intuition dabei zu folgen. Viele Steine lieben es, bei Kindern zu sein. Oft beruht diese Zuneigung auf Gegenseitigkeit. Die Steine werden in Hosentaschen, Schachteln, unter Kopfkissen und in Geheimverstecken gehütet. Kinder haben oft wunderliche Steinsammlungen, weil sie nicht wie Erwachsene nach Schönheit oder Wert Steine aufheben, sondern allein nach dem Gefühl. Davon können Erwachsene lernen.

Immer wieder riefen mich Steine, wollten aufgehoben, berührt werden. Und mit mir nach Hause gehen. Steine, die weder schön noch wertvoll, noch irgendwie besonders waren. Ich wusste, es würde mir und diesem Stein guttun, eine Weile zusammenzuleben.

Einmal sprang mich ein Stein an, der eine Vertiefung wie eine Schale hatte. Kaum hielt ich ihn in der Hand, um ihn zu befühlen und zu erforschen, kam eine Frau aus dem Bauernhaus, neben dem ich stand, herausgelaufen und beschimpfte mich. Sofort solle ich diesen Stein wieder hinlegen. Ich erklärte, dass ich nur von der Schönheit des Steins so fasziniert gewesen sei, und freute mich, dass dieser Stein eine so leidenschaftliche Freundin hatte. Wir kamen ins Gespräch und die Bäuerin, eine Bretonin übrigens, lud mich zum Kaffee ein. Steine seien die alten Verwandten der Menschen, sagte sie.

In Südtirol oberhalb Eppan gibt es auf dem Weg zu den Eislöchern (Höhlen im Eis der unterirdischen Urgletscher, aus denen kalte Luft nach oben strömt), einen Stein, der die Gestalt einer Frau hat. Wenn ich in Südtirol bin, besuche ich sie, bringe ihr Körner und Muscheln mit und unterhalte mich mit ihr. Auf ihrem Rücken fiel ich in Trance und erlebte, wie sich die alten Steine auf den Weg machten. Das wird bald wieder geschehen, sagte sie. Bald. Diese Steinfrau nenne ich Tanna. Denn Tanna ist die Göttin der Steine in Südtirol. Vor vielen Tausenden von Jahren, als sie jung war, verliebte sie sich in einen Hirten und bewahrte ihn vor dem Tod durch Steinschlag. Für ihn hatte sie Menschengestalt angenommen und das Reich der Steine verlassen. Er versprach, sie zu heiraten. Doch als sie zu ihm kam, hatte er sie schon vergessen. Lange Zeit lebte sie in einem Zwischenreich zwischen menschlicher Gestalt, menschlichen Gefühlen und Ängsten und der ewigen Kühle der Steinwelt. Sie war einfach da. Dann vergaß sie die Menschen und ihre Welt und hörte die Botschaften der Steine wieder. Schließlich kehrte sie auf ewig zu den Steinen zurück. Niemand kann sie nun mehr zu Hilfe rufen, denn die Belange der Menschen berühren sie nicht mehr. Doch wer für sie singt und jodelt, wer rasselt und trommelt, um sie zu erfreuen, kann ihre Kraft spüren und verstehen.

Heilritual mit Steinen

Dem Heilritual geht eine Zeit des Erfühlens und Erforschens voraus. Welcher Stein liegt gut auf meiner Haut, in meiner Hand. Wie fühlt sich die Energie an, welche Bilder und Gefühle tauchen auf? Ist das Gefühl angenehm, wohltuend, ja heilend, kann ein Heilritual begonnen werden. Auf einer bequemen Unterlage liegend, Telefon und Klingel abgestellt, Störungen ausgeblendet, nimmt man den Stein, mit dem das Ritual durchgeführt wird. Der Stein kann entweder auf der Stirn, auf dem Solarplexus oder auf dem unteren Bauch liegen. Er muss nicht direkt in Berührung mit dem kranken oder schmerzenden Körperteil sein. Die Energie des Steins breitet sich von da, wo er liegt, überallhin aus. Liegt der Stein auf dem Solarplexus, fühlt es sich oft gut an, beide Hände darüberzulegen, die linke unmittelbar auf den Stein, die rechte über die linke. Langsam fällt der Alltag weg, die Bedrängungen und Bedrohungen, der Stress, die Aufgaben, die Überforderung, alles sinkt in die Tiefe und auf steigt die Kraft des Steins, die alte, heilende, ruhige Kraft, die alle Zeitalter überdauert. Der Atem führt in diese Kraft hinein und verbindet sich mit ihr. Gleichzeitig hellwach und tief entspannt gibt sich nun der Körper dieser alten Urkraft hin. Gedanken verschwinden, Bilder verschwinden. Manchmal schläft man ein, manchmal sinkt man in tiefe Entspanntheit ohne Impulse. Der Atem führt auch wieder aus der Trance heraus. Tiefer Einatem, kräftiger Ausatem – die Geräusche der Umgebung tauchen wieder auf, der Körper wird wach und beginnt, sich zu bewegen. Am Ende einer Heiltrance mit einem Stein küsse ich den Stein und wasche ihn dann ab, räuchere vielleicht auch mit ein wenig trockenem Wacholder.

Es ist keine gute Idee, nach so einer Trance gleich in den rasanten Alltag zurückzukehren, weshalb es ideal ist, das Heilritual am Abend zu machen und danach ins Bett zu gehen, um nachzuspüren.

Achate

haben eine sehr leichte, heitere, feine Qualität. Besonders angenehm finde ich es, Achate auf die Augen zu legen, wo sie die Sehkraft ermuntern. Achate eignen sich auch zum Auflegen auf Bauch, Solarplexus und Brustbein. Ich finde es gut herauszufinden, mit welchem Stein der Körper am liebsten zusammen ist und auch welcher Stein das am liebsten hat.

Diamanten

eignen sich nicht für Heilrituale, weil sie mit sehr viel Schmerz, Gier, Sehnsucht, Wut, Trauer, Tod verbunden sind. Interessant an Diamanten ist die Tatsache, dass ihre Härte und Durchsichtigkeit fast wie eine Illusion erscheinen. Der Slogan »A diamond is forever« stimmt nicht. Werden Diamanten extremer Hitze ausgesetzt (über 6000 °C), verbrennen sie, weil ihre nächste Verwandte die Kohle ist. Die Illusion von Dauer, von Unsterblichkeit wird mit Diamanten am verblüffendsten und überzeugendsten widerlegt.

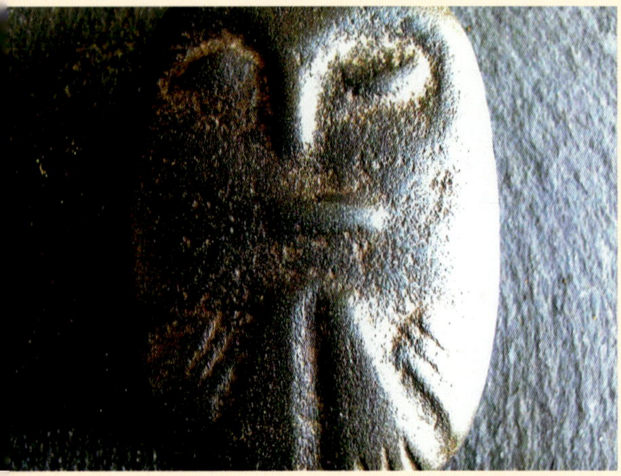

Feuersteine

sind eine Verdichtung organischer Wesen und enthalten oft Teile von Tieren und Pflanzen. Die Verbindung mit dem Körper scheint mir leicht und fein, heiter, ohne Druck. Der Feuerstein gibt sein Wissen an den Körper ab und stärkt damit die Substanz des Körpers. Für Heilungen finde ich Feuerstein am geeignetsten. Wie eine frische Kraft durchströmt die feine Energie des Feuersteins den Körper und am günstigsten ist es, wenn er auf dem Bauch, auf dem Solarplexus, auf dem Brustbein oder auf der Stirn liegt – oder wo immer er sich gut anfühlt. Ich empfinde so ein Heilritual, bei dem die Steine etwa zehn Minuten auf dem Körper liegen, als Runderneuerung.

Fossilien

sind wie Feuerstein zu Stein gewordene organische Substanzen, Pflanzen, Tiere, sie sind jedoch nicht erstarrt und tot, sondern wie ein uraltes Archiv, das alle Kräfte verdichtet hat und so abrufbar bleibt. Ich empfinde diesen Vorgang ähnlich wie das Komprimieren im Computer. Da hat man in einem Chip verdichtet Inhalte, die durch einen entsprechenden Code abgerufen werden können.

Wer den Code oder den ganzen Vorgang nicht kennt, kann das Wissen nicht herauslösen. Ähnlich ist es mit Steinen und Fossilien. Wenn wir ihre Botschaften verstehen wollen, müssen wir sie mit einer neuen Genauigkeit wahrnehmen. Das erfordert nicht unbedingt Geräte, obwohl ein Elektronenmikroskop etwas Spannendes ist. Wir haben ja viel mehr zur Entschlüsselung der Botschaften: Unsere Sinne. Durch Fossilien kommt die ganze uralte Wildnis zu uns. Ich schlafe manchmal mit Fossilien im Bett und lasse meine Träume von ihnen inspirieren.

Jade

ist ein sehr harter Stein und eignet sich nach meiner Erfahrung sehr gut als Verstärkung der Lebensenergie, als Ermutigung und Ermunterung, vorausgesetzt, es gibt so etwas wie Freundschaft und Nähe zu diesem Stein. In China wurden seit Jahrtausenden Amulette aus Jade gefertigt, zum Beispiel in Hongschan, wo Amulette aus Jade, Quarz und Achat Toten mit ins Grab gegeben wurden, um sie vor unheilvollen Kräften zu schützen. Da Jade sehr hart ist, ist auch der Arbeitsprozess schwierig. So wird das fertige Amulett zu einer besonderen Kraft, die die Überwindung von Hindernissen in sich birgt. Mit rohen, unbearbeiteten Jadesteinen lässt es sich gut über die Entstehung der Erde und die Elemente sprechen. Sie erzählen von langen Phasen der Trockenheit, vom Feuer, vom Wasser, von ihrem langen Schlaf in der Erde, von der Berührung der Luft. Das Wort Jade bedeutet im Chinesischen übrigens einfach harter Stein.

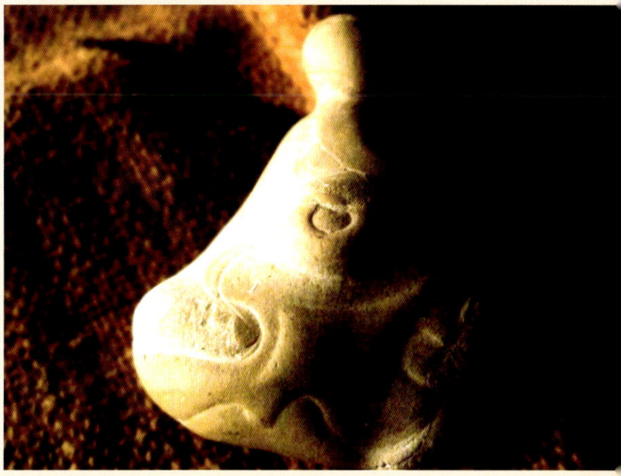

Karneole

wirken sich feinstofflich auf Blutgefäße, Herz und Kreislauf aus. Ein angenehmes und schönes Ritual ist es auf jeden Fall, den Körper mit nicht bearbeiteten Karneolen zu belegen (die Steine werden auf die nackte Haut gesetzt) und sich mit der Wahrnehmung in die Stellen einzufühlen, auf denen die Karneole liegen.

Kieselsteine

spielen mit dem Hirn, den Gedanken und der Konzentration. Ich habe ein Gefäß mit Kieselsteinen, das ich für ein Konzentrationsritual hervorhole, wenn mir alles zu turbulent und stressig wird. Ich leere die Steine (es sind über hundert) auf den Boden, setze mich zu ihnen, berühre jeden einzelnen, nehme einen nach dem anderen in die Hand und lege ihn zurück ins Gefäß. Ich lasse Assoziationen aufsteigen und den Atem bewusst ruhiger und heiterer werden. Am Ende des Rituals, wenn alle Kieselsteine von einer Seite auf die andere gewandert sind, fühle ich mich erfrischt und klar im Kopf.

Kristalle

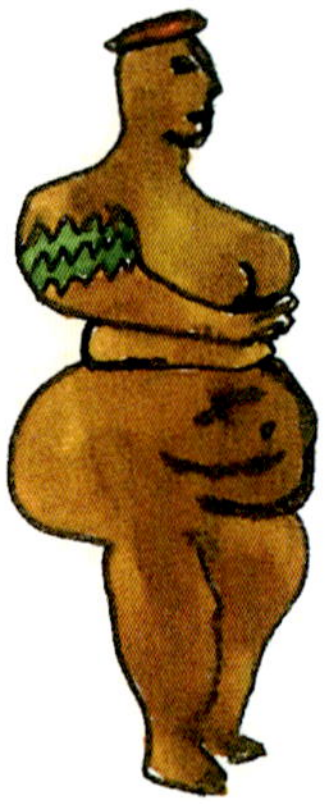

haben eine natürliche Strahlung, doch nicht jeder Mensch verträgt das. Es werden ihnen heilende Kräfte bei Kopfschmerz nachgesagt. Man kann den Kristall auf die Stirn oder in den Nacken legen, wenn sich jedoch die Schmerzen eher verstärken, würde ich dieses Experiment nicht ausweiten. Es ist sowieso sinnvoller, einem Dauerkopfschmerz nachzugehen und die Ursache zu finden.

Ich empfinde die kühle Berührung von Kristallen auf der Haut immer als angenehm und bestärkend, auch wenn kein Schmerz geheilt werden soll. Auch eine Meditation mit einem Kristall tut gut. Ich lege dazu einen Kristall aus einer Kugelmühle auf die linke Hand. In einer Kugelmühle werden Steine auf natürliche Weise durch andere Steine und Wasser abgeschliffen. Meine Augen richten sich im Blick auf den Kristall ein, während mein Körper die Berührung spürt. Mit der Zeit wird der Geist klarer und fokussierter. Ich lasse Bilder aufsteigen und wieder fallen. Nach der Meditation lege ich den Kristall entweder in die Sonne oder wasche ihn ab.

Meteoriten

sind energiereiche Wesen, die oft sehr stark strahlen. Nur wer das gut verträgt, sollte sich einen Meteoriten direkt auf die Haut setzen. Schön ist auch eine Meditation. Der Meteorit steht dazu etwa einen Meter entfernt, der Blick konzentriert sich auf den Meteoriten, die Augen sind halb geschlossen. Der Atem nimmt den feinen Rhythmus auf, der vom Meteoriten ausgeht, das stellt sich ganz

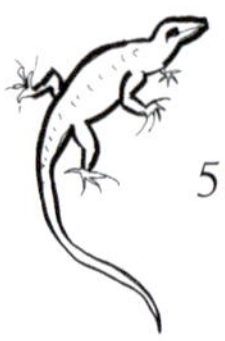

von allein ein, plötzlich spürt man eine Dynamik und reagiert darauf, lässt die Energie hin- und herfließen und sich davon anregen und stärken. Auch das Ende der Meditation kommt ganz natürlich, man taucht auf, wird wieder körperlicher und wacher. Streckt sich, dehnt sich, atmet tief ein und aus und schüttelt am Ende den Körper im Stehen einmal durch. Der Meteorit kann nach so einer Meditation gewaschen werden.

Opale

enthalten auch organische fossilierte Energie. Warum sie in vielen Kulturen als Unglückssteine gelten, kann ich nicht sagen. Ich empfinde sie als tief und wahrhaftig. Ich lege Opale nur auf die Stirn und fühle dabei ein tiefes Absinken in die Wurzel des Seins, in die dunklen Räume, die sich so nach und nach öffnen, Erinnerungen freigeben. Rückführungen lassen sich besonders gut mit einem Opal auf der Stirn durchführen. Den Aborigines sind Opale heilig.

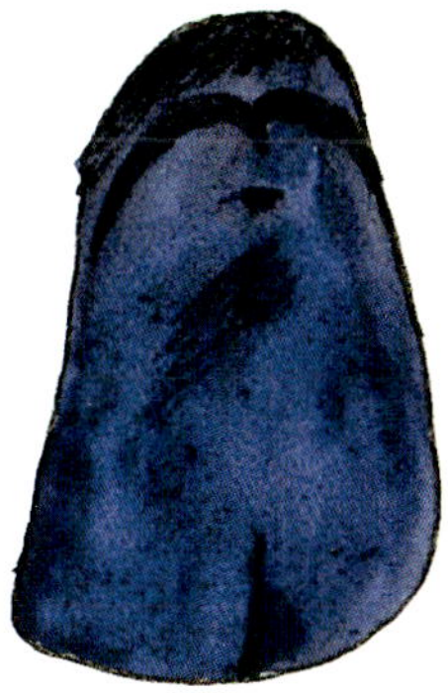

Perlen

sind das Resultat eines Schmerzes, einer Abwehr. Wenn eine Muschel ein Sandkorn in ihrer Schale wahrnimmt, beginnt sie, dieses Sandkorn mit Perlmuttersubstanz zu umhüllen. Vielleicht sagen die nomadischen Völker Osteuropas deshalb, dass Perlen Unglück und Tränen bringen. Ich würde Perlen eher nicht als Schmuck- oder Heilsubstanz verwenden. Allerdings bringt die Meditation mit einer Perle tiefe Erkenntnisse über Zugehörigkeit, Masken, Gefangenschaft und die Sehnsucht nach Freiheit. Egal, wie schön die Perle ist, ihre Substanz ist einfach ein Sandkorn. Das bringt in einer Meditation mit der Perle die Erkenntnis: Egal wie ein Mensch sich schmückt und verkleidet, wie er auftritt und sich gibt, in der Essenz sind alle Menschen gleich. Wer stirbt, löst sich auf. Wenn die Hülle abfällt – bei der Perle ist das durch Mangel an Feuchtigkeit –, bleibt nur die Substanz. Die schillernde Hülle zerfällt.

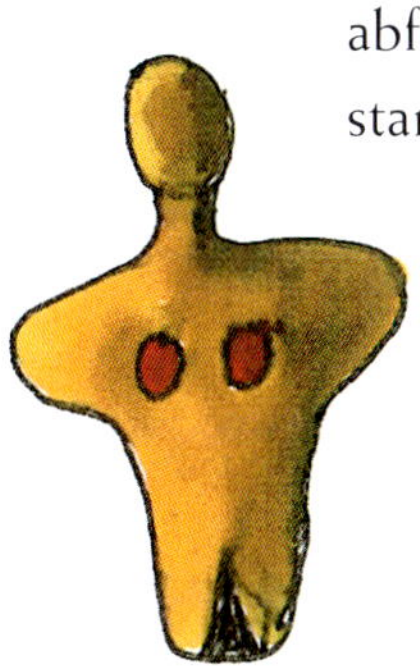

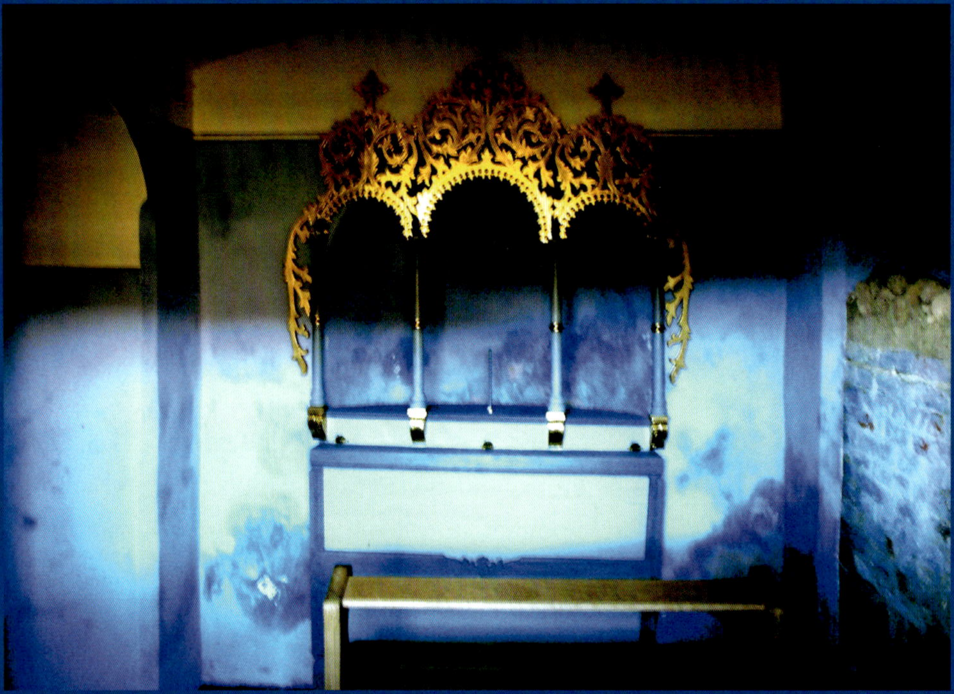

Die dreifache Göttin

Wenn wir zur Wurzel des Lebens gehen, zum Ursprung, zur Entstehung aller Wesen, kommen wir zur ältesten Überlieferung weiblicher Kraft: der dreifachen Göttin. Da ist die Junge, die Wachstum symbolisiert, die Mutter, die für Nahrung und Schutz steht, und die Alte, die Weisheit und Unbestechlichkeit vertritt. Die dreifache Kraft der Göttin spiegelt sich im Leben jeder Frau. Seit Urzeiten wird diese Dreiheit der Göttin mit den Farben Weiß (die Junge), Rot (die Mutter, die Frau in ihrer Kraft) und Schwarz (die Alte) dargestellt. Wenn wir jung sind, haben wir viel Energie, aber wenig Ahnung. Wir denken, wir können alles verändern und nach unserem Willen gestalten. Als Mutter stellt eine Frau ihre Kraft der Gemeinschaft und den Kindern zur Verfügung. Doch als alte Frau beginnt eine Phase der Klarheit und Eigenmacht. Wer viel gesehen, viel erlebt hat, oft ausgebeutet wurde, Kraft gegeben, Impulse bekommen hat, zieht sich in der

Zeit des Alters zurück, wächst der eigenen Kraft zu, beginnt, Zusammenhänge zu erkennen, hat den Mut, das Tabu zu brechen, das Unaussprechliche zu sagen. Ein Leben lang nehmen die meisten Frauen wahr, was die anderen wollen, wie die anderen sind. Die Alte lernt sich selbst kennen und lieben. Jede Phase ist wichtig und beschreibt ein Fragment der eigenen Energie.

Im Mythos gibt es die dreifache Göttin in fast allen Kulturen auch als Schicksalsgöttinnen. Die Moiren, die Parzen, die Nornen symbolisieren die drei Phasen des Lebens als Hüterinnen des Lebensfadens. In der nordischen Mythologie wohnen die Schicksalsgöttinnen, die drei Nornen, in der Wurzel einer Esche. Die Esche steht im keltisch-germanischen Kulturbereich für schnelles Wachstum und für die Kraft, die Zerstörung und Angriffe abwehrt. In der Wurzel ebendieser Esche leben die drei Göttinnen Urd, Verdanda und Skuld. Urd spinnt den Lebensfaden, Verdanda misst ihn ab und Skuld schneidet ihn durch.

Um das eigene Leben nicht nur besser zu erforschen, sondern auch zu beeinflussen, kann es gut sein, mit einer Esche Kontakt aufzunehmen und durch sie zu den Botschaften der Schicksalsgöttinnen zu gelangen.

Auch der Kult der drei Matronen gehört zur dreifachen Göttin. Die Römer brachten ihre drei Matronen über die Alpen mit. In Polling und Leutstetten, aber auch im Rheinland, Kevelaer und Kerpen, Köln und Koblenz wurden Spuren des Matronenkults und Matronenstatuen gefunden.

Die keltische Variante der dreifachen Göttin sind die Bethen – Ainbeth, Gwerbeth und Firbeth. Die Leylinien, also die Kraftlinien der Erde, sind ihre Spur. In Bayern und Österreich werden sie Bethelweibsteige genannt. Es sind die Wege, die die Bethen gingen, um mit der Erde und den Elementen in Kontakt zu sein. Quellen sind die heiligen Orte der Bethen. An einer Quelle nördlich des Starnberger Sees steht in Leutstetten das älteste Bild, das die drei Bethen, die »heiligen drei Madln« zeigt. Es hängt in der Kirche an der Quelle, wurde jedoch ursprünglich in einer kleinen Kapelle etwa zwei Kilometer entfernt in der Wildnis gefunden, wo ebenfalls eine Quelle entsprang.

Im englischen Cornwall gibt es eine heilige Quelle, an der noch heute Menschen ihre Wunden, ihre Krankheiten heilen, deren Name ein direkter Verweis auf die Matronen und ihren Quellkult ist: Madron well. Nahe Penzance liegt

Die Esche, der Baum der drei Nornen, der Schicksalsgöttinnen, ist nicht nützlich. Weder gibt sie nährende noch heilende Substanzen ab noch ist ihr Holz besonders wertvoll. Sie wächst für sich und lehrt uns, das eigene Leben zu gestalten und nicht immer nützlich zu sein für andere. Die eigene Kraft, die eigene Substanz und das eigene Wachstum werden durch die Energie der Esche angeregt und gestärkt. Den Menschen im Alpenraum war die Esche Schutz gegen Angriffe und übelwollende Wesen aller Art. Die Esche stört oft, weil sie überall hervorkommt, wo Platz ist; sie wird wie die »Unkräuter« als »schädliche« Pflanze angesehen, die »zu viel Wasser braucht«. Kümmert sich die Esche darum? Macht sie eine Therapie, um mehr geliebt zu werden? Sie ist da.

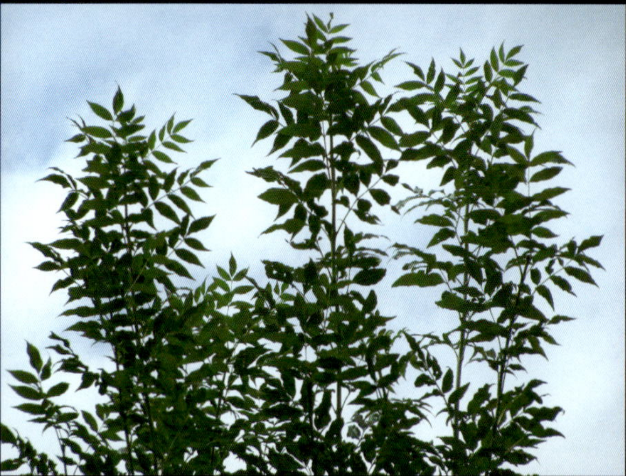

Die Esche breitet sich schnell aus, sie wächst überall, wo sie Fuß fassen kann. Niemand, der bei Sinnen ist, wird eine Esche pflanzen, meinte einmal ein Landschaftsgärtner, denn sie verdrängt die anderen Pflanzen. Doch das ist nur die eine Seite der Wirklichkeit. Die andere ist: Die Esche nähert sich der Zivilisation ohne Zögern. Sie wuchert über verlassene Mauern, Gärten, Häuser hinweg, breitet sich aus, treibt ihre Wurzeln in den Boden. So wird sie zum Symbol der Nachhaltigkeit, des langen und zähen Lebens. Wer also das eigene Leben stärken und intensiver erleben will, kann sich mit der Esche und den Göttinnen in ihrer Wurzel verbinden. Die Weltenesche Yggdrasil ist Sinnbild für das Leben in den drei Welten. In der Unterwelt befinden sich die Wurzeln, dort beginnt alles zu wachsen, von dort kommt die Kraft aus der Erde in den Stamm, die Äste und Blätter, die die materielle Welt verkörpern. In dieser Ebene des Seins geht es um Nahrung, um Auseinandersetzung und um Lebensfähigkeit. Die Krone des Baums ragt in den Himmel und symbolisiert so die Ober-

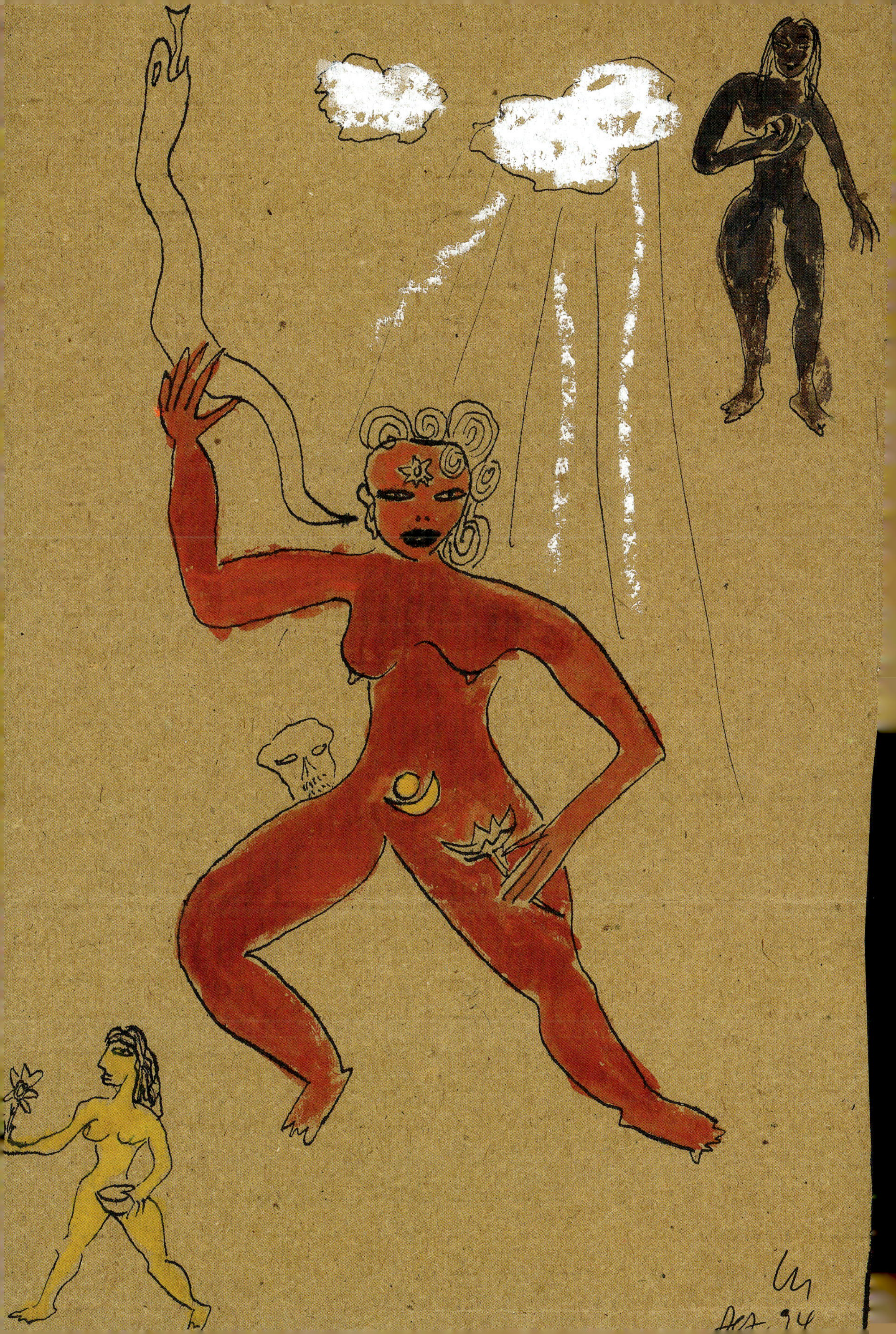

welt der Geistwesen und göttlichen Wesen, die feinstoffliche Kraft der Wandlung und Erleuchtung, das Wissen und die Verfeinerung des Geistes.

Zur Esche und der dreifachen Göttin gehört das Zaubergarn. Es wird von der alten Zauberin geworfen. Fängst du es auf, beginnt eine Geschichte der unwahrscheinlichen Ereignisse, der glücklichen Zufälle, der günstigen Fügungen. Gesponnen in einer anderen Welt, breitet sich das Zaubergarn in dieser Welt aus. Woraus ist es gemacht? Vielleicht aus den Fasern des Hanfs oder einer Rinde? Da liegt das Knäuel. Niemand weiß, woher es gekommen ist. Es rollt vor dir her, wenn du klug bist, folgst du ihm, doch darfst du es nicht ausmessen, darfst nie fragen, wie lange es halten wird oder ob es dir wohl reicht. Die Philosophin Erika Wisselinck formulierte es einmal so: Wenn ich nicht nachrechne, reicht es, doch wenn ich anfange, meine Einnahmen zu überprüfen, reicht es nicht. Das ist das Wesen des Zaubergarns, das die Schicksalsgöttinnen spinnen, zuteilen und abschneiden. Frag nicht nach der Dauer oder dem Ende, dann reicht es ewig. Doch so sind wir nicht gemacht. Wir wollen genau wissen, wo alles herkommt, was es bewirkt, was es überhaupt soll und wie lange das wohl anhalten wird. Kaum starren wir auf das vermeintliche Ende, zeigt es sich auch schon. Das Lachen der Göttinnen tönt herüber. Törichte Erbsenzählerin, hättest du nicht geprüft, gezählt, gerechnet, dann würden dich die Schicksalsgöttinnen in der Hängematte ihres Zaubergewebes schaukeln. Nun musst du zusehen, wie der Zauber bricht und alles enger wird.

In Osteuropa wird die dreifache Göttin in der Gestalt der Baba Yaga verehrt. Das letzte Kornbündel wird ihr geweiht, es bleibt auf dem Feld stehen zum Zeichen, dass der Mensch nicht alles nehmen darf und der dreifachen Göttin, der Jungen, der Mutter, der weisen Alten, Achtung und Liebe entgegenbringt. Die weiße Göttin reitet auf dem weißen Pferd in den Sonnenaufgang. Die rote Göttin reitet auf dem roten Ross in den Sonnenuntergang und die schwarze Göttin, die Hüterin der Nacht, der Geheimnisse, der Macht, reitet auf dem schwarzen Ross in die Nacht. Kohl, Getreide und weiße Bohnen sind ihre Nahrung. Kohl rüttelt die inneren Organe wach, Getreide nährt den Körper, weiße Bohnen bringen den Zellen Weisheit.

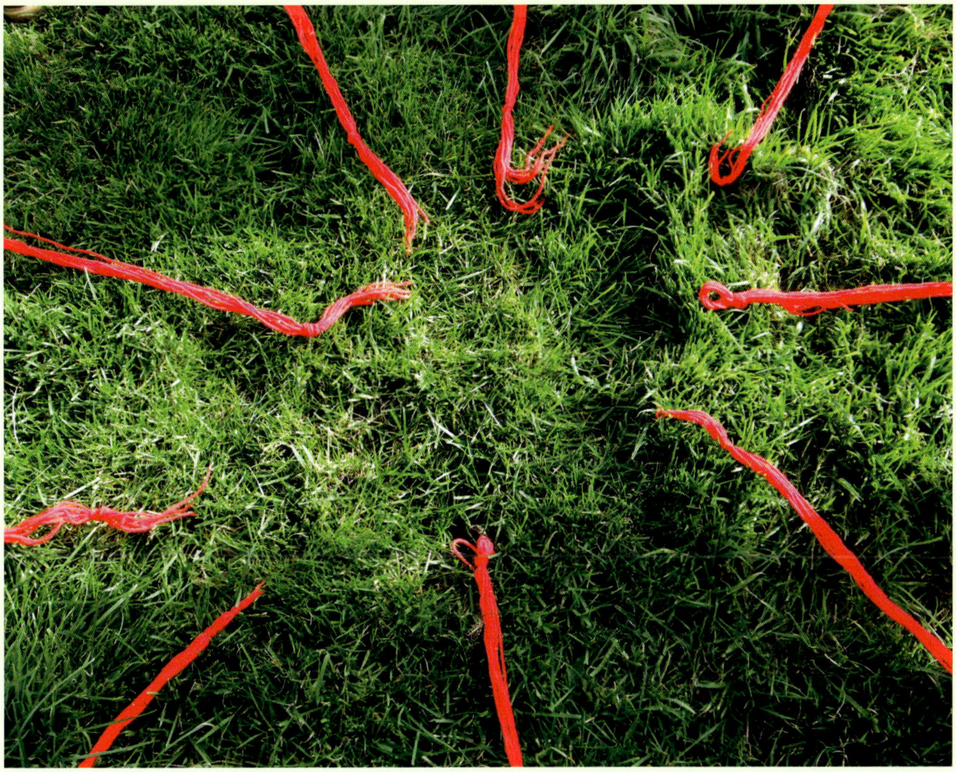

Garnritual

Dieses Ritual wird mindestens zu dritt gefeiert. Ein rotes Garn- oder Wollknäuel wird im Kreis herumgegeben. Jede, die es weitergibt, spricht eine angenehme, schöne Kraft in den Kreis, in den Faden. Wenn alle Kräfte gerufen sind, wird mit einer Schere jeweils links von der linken Hand das Garn/die Wolle durchgeschnitten. Die Fäden, die nun jede/r in der Hand hält, können geflochten werden oder einfach verknüpft. Sie können eine Zeit lang am linken Handgelenk getragen werden, wo die schönen Kräfte darin zum Herzen aufsteigen. Wenn der Fadenkreis ganz getrennt ist und alle ihre Fäden haben, geben sich alle im Kreis die Hände, heben sie hoch und rufen: So sei es. Dann werden die Hände wieder gelöst.

Bohnenritual

Bohnen verkörpern die Kraft der wilden Göttin, der dreifachen Göttin. In türkischen oder orientalischen Geschäften gibt es die beste Auswahl an dicken Bohnen, weiße, gesprenkelte, dunkle, breite, kleine. Für dieses Ritual besorge ich mir mit meinen Freundinnen etwa zwei Kilo Bohnen. Wir gehen an die Isar oder irgendwo hinaus, wo wir ungestört sind. Wir legen einen Kreis aus Bohnen und stellen uns innerhalb des Kreises auf. Die restlichen Bohnen kommen in die Kreismitte. (Wenn ich das Ritual allein mache, stelle ich mich in die Mitte.) Alle heben die Hände über das Bohnenhäufchen und summen, singen, jodeln. Vor dem Ritual hat sich jede Frau einen Zauberspruch ausgedacht. Diese Sprüche werden nun gesprochen oder gesungen. Eine rief: Ich werde reisen und die Göttin preisen. Eine: Die wilde Kraft der Bohnen soll in meinem Körper wohnen. Und so weiter. Es ist ein spielerisches, närrisches Ritual, bei dem die Verbindung von Kinderspiel und Magie, von Kunst und Magie deutlich wird. Zaubersprüche, die anderen schaden oder die andere in eine Handlung zwingen wollen, sind selbstverständlich indiskutabel. Magie bedeutet nicht, andere zu irgendetwas zu zwingen, das kommt im Alltag schon oft genug vor. Magie ist Kommunikation, spielerische Freude, Kreativität, Verbindung mit allen Wesen. Das Unmögliche zu erwarten, mit dem Unwahrscheinlichen zu rechnen und bei allem die Lebensfreude aller Wesen anzuregen. Denn Lebensfreude, Luft zum Atmen, reines Wasser, Nahrung und Schutz sind das Einzige, was wir wirklich brauchen. Was nützt der Rolls-Royce, wenn du nicht mehr verdauen kannst, wenn dir die Luft wegbleibt, wenn du allen Spaß am Leben verloren hast? Allerdings stimmt der Spruch »Geld kann nicht alles kaufen« nur zur Hälfte. Denn kein Geld kauft gar nichts. Deshalb ist es in Zauberritualen durchaus möglich, Wohlstand zu rufen. Es ist ja im Sinn der universellen Harmonie, dass es uns gut geht, dass wir glücklich sind.

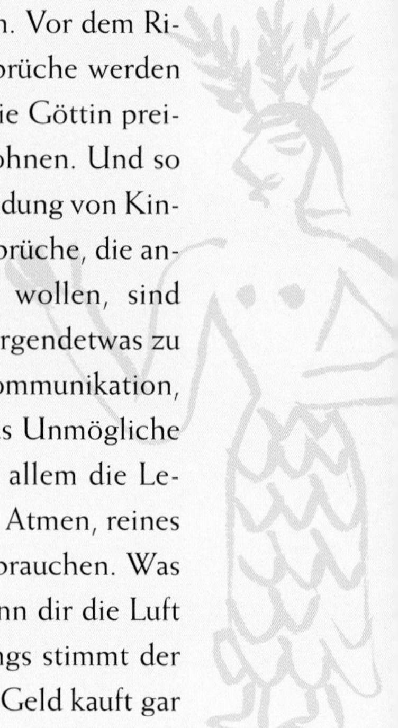

Die Göttin im Baum

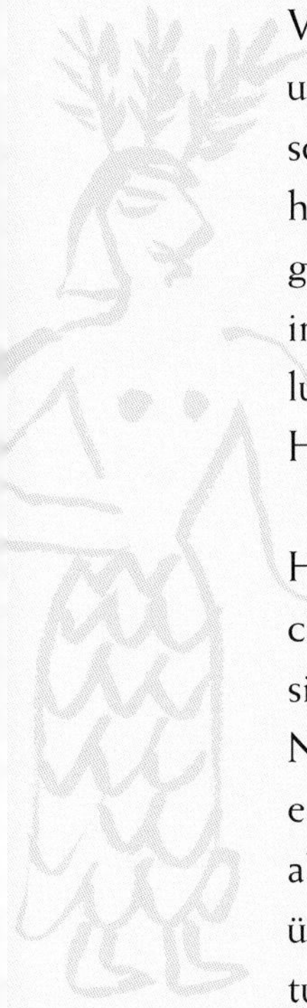

Von allen Pflanzen und Bäumen, die Energien der Göttin in sich tragen, ist die bedeutendste der Holunder, denn Holunder, im Bayerischen auch Holler genannt, verkörpert die Göttin Holla, die Freya, im Alpenraum die Percht selbst. Nicht symbolisch ist das Holz der Körper der Göttin, sondern so sehr wird die Göttin zum Hollerbusch selbst, dass es im Brauchtum der Alpen tabu ist, das Holz zu verbrennen. Tatsächlich ist Holunderholz kein Holz, das sich besonders zum Verbrennen eignen würde. Es ist auch, wenn es geschnitten wurde, lange feucht und brennt stinkend. Dagegen werden aus Holunderholz gern kleine Flöten geschnitzt, was im Einklang mit der Göttin zu sein scheint. Holunder ist ein Allheilmittel für die Menschen. Aus den Blüten können die schmackhaften Kücherl gebacken werden, aus den reifen Beeren (die man nicht roh essen sollte, weil sie in größerer Menge giftig und wirklich schädlich für den Körper sind) wird Holundersaft gemacht, der gegen Fieber und Entzündungen wunderbar wirkt. Die Hollermutter sorgt gut für ihre Kinder.

Mit der Kraft des Hollers in Berührung zu kommen ist überwältigend. Die Holla wahrzunehmen und ihre Blätter, Blüten, Beeren zu riechen heißt, ihre Sprache aufzunehmen. Ihr Wachstum ist stark und wild. Schlägt man sie um, wächst sie aus dem alten Strunk neu. Gräbt man auch den Strunk aus, kommt sie in der Nähe wieder aus dem Boden, weil sie schon vorgesorgt hat und Wachstumsenergie um sich herum ausgebreitet hat. Holunder gilt den rationalen Menschen als eine Art Unkraut, das unbedingt eingegrenzt werden muss, weil der Busch überall hervorbricht und sich verbreitet. Menschen, die sich mit der Natur spirituell beschäftigen, wissen, dass der Holunder auch die Gegenwart der Göttin symbolisiert: verehrt, dann geschmäht, vertrieben, verdrängt. Und doch kommt sie immer wieder, so wie überall der Holunder wächst. Die Frauen, die die Göttin verehrten, wurden verfolgt und verbrannt. Auch heute wird die Liebe der Frauen zur Göttin als Ausdruck ihrer eigenen spirituellen Kraft nicht wirklich verstanden. Göttinnen sehen wir zwar in Museen, doch eine Frau, die Göttinnenkraft leben will, wird schon belächelt und manchmal auch bekämpft. Die Symbol-

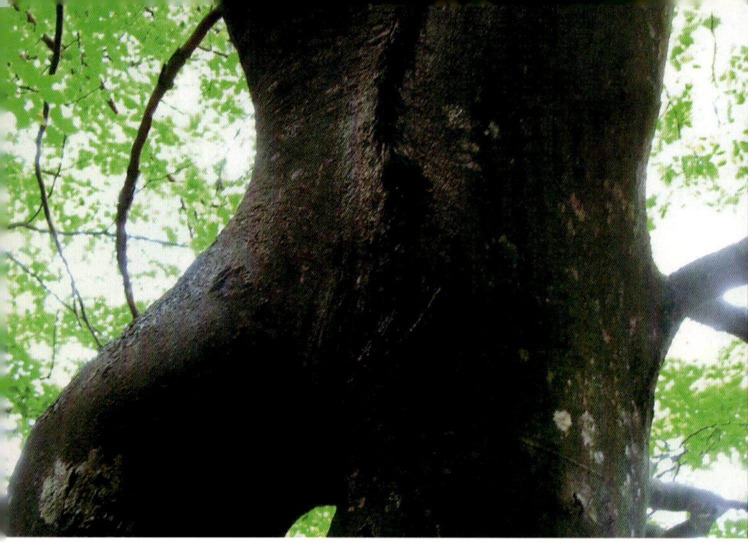 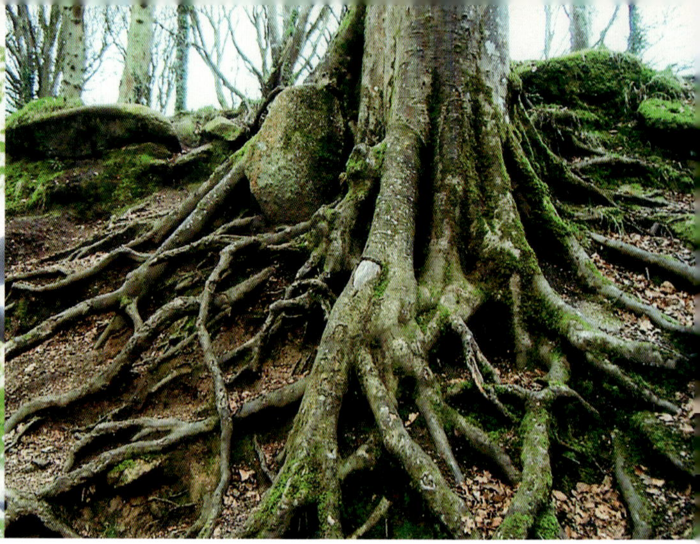

worte für diesen Kampf lauten zum Beispiel »wissenschaftsfeindlich«, »unpolitisch«, »rückständig«. Zwar wundert sich kein Mensch über einen Astrophysiker oder einen Chemiker, der an Gott glaubt. Doch die Göttin ist der neuen Inquisition ein Dorn im Auge. Wo sie sich ausbreitet, wird sie zurückgedrängt, ganz wie der Holunder. Lästig, unerwünscht.

Doch wie die Wohltaten des Holunder genossen werden (Holunderprosecco!), wird auch die Göttin mit ihren verwertbaren Aspekten ausgebeutet. So wird die Göttin der Liebe und ihr »Aphrodisiakum« durchaus auch von Wissenschaftlern genossen. Doch wenn es um die Achtung vor Frauen, vor der Verkörperung der Göttin, geht, wenn Frauen ihre Kraft leben und nicht mehr so geschmeidig laufen, bleibt vom Flirt mit der Göttin nicht viel übrig. Dann setzt sich oft die Haltung durch, dass die Frau eine Serviceleistung bringen muss, um geliebt zu werden. Das Bündnis mit Holunder stärkt Frauen in ihrer ureigenen Kraft – nicht nur wenn die Früchte und Blüten des Holunderbusches verzehrt werden.

Der Kinderreim: »... sitzen unterm Hollerbusch, machen alle Huschhuschhusch« gibt Anlass zu tieferen Betrachtungen. Der Hollerbusch ist im Allgemeinen nicht einer, der so tief herunterhängt, so dicht am Boden wächst, dass man sich darunter besonders gut verstecken könnte. Da eignen sich andere Büsche und Pflanzen viel besser. Gemeint ist da vielleicht der Leben/Tod-Aspekt der Göttin. Sitzen unterm Hollerbusch, verschwinden in der Erde, werden eins mit der Erdgöttin, mit der Holla. Im Alpengebiet wurden früher Verstorbene auf Holunderholz gelegt. Wegen der keimtötenden Wirkung kann's nicht gewesen sein, wohl aber, um die Toten zur Göttin zurückzuführen, zur Holla. Ich finde die Vor-

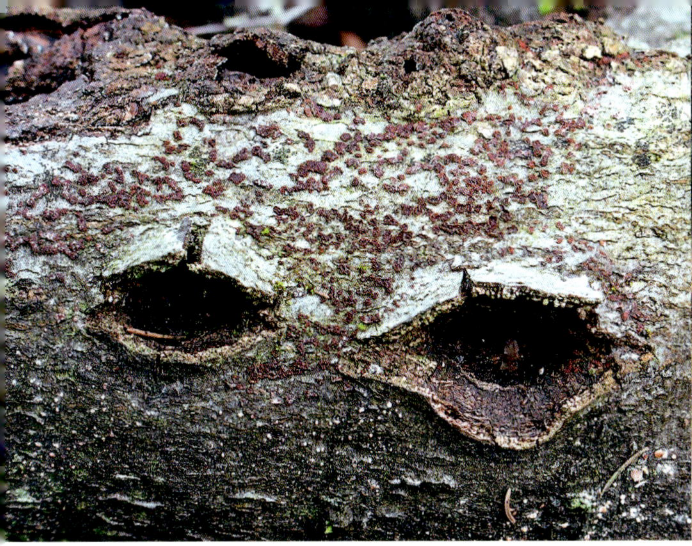

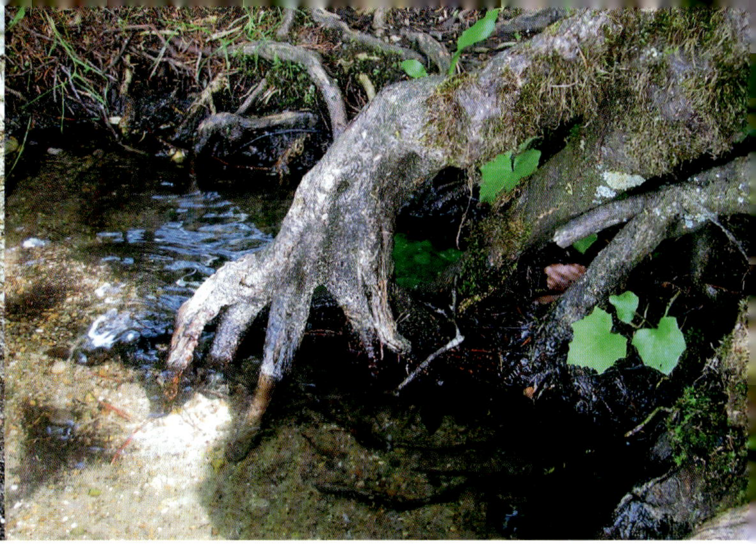

stellung vergnüglich, den Tod als »Huschhuschhusch« zu feiern und wie ein Kind zur Holla zurückzukehren.

Im Englischen heißt Holunder Eldertree, also der Baum der Ahnen, der Älteren. Da steckt ein Hinweis auf die mythische Bedeutung, die Holunder hat – die Verbindung mit den Vorfahren, mit der Weisheit der Menschen, auf deren Schultern wir stehen.

Viele Mythen beschäftigen sich mit Frauen und Bäumen. Die Göttin Ascherat in Palästina hat sogar den Namen für den Baum Ashera übernommen. Sie verkörpert als Baum und schließlich als heiliger Hain die Göttin. Baum und Göttin sind eins. Im antiken Griechenland gibt es eine Geschichte über Apollon, der von Eros verhöhnt wurde. Er wollte seine männlichen Qualitäten unter Beweis stellen, dafür sollte ihm Daphne, die Nymphe, zur Verfügung stehen. Die zog es allerdings vor, sich in einen Ölbaum zu verwandeln. Ihre Kraft ist seither mit jedem Olivenbaum verbunden.

Pythia, die Orakelpriesterin von Delphi, weissagte in einem Lorbeerhain mit Lorbeerblätterrauch. Lorbeerblätter haben eine schwach rauscherzeugende Wirkung, deshalb wurden getrocknete Lorbeerblätter vor Orakelsitzungen angezündet. Pythia hielt ihr Gesicht über den Rauch und las die Botschaften aus dem Lorbeer.

Auch die Herdgöttin Hestia wurde in einem heiligen Hain verehrt. Haine waren im antiken Griechenland und Rom und in frühgeschichtlichen Mittelmeerkulturen sehr verbreitet. Vermutlich kamen Tempel erst in Mode, als Religionen strukturierter wurden, als für den Bau von Kirchen und Schiffen viele

Bäume gefällt wurden und sich die Überzeugung durchsetzte, heilige Bäume seien Teufelswerk. Die christliche Kirche machte mit dem Naturkult schnell Schluss und schickte die Gläubigen in ordentliche Kirchen. Die Natur wurde zum Feind, den es zu überwinden galt. Doch die alten Bräuche haben sich gehalten.

Rezepte

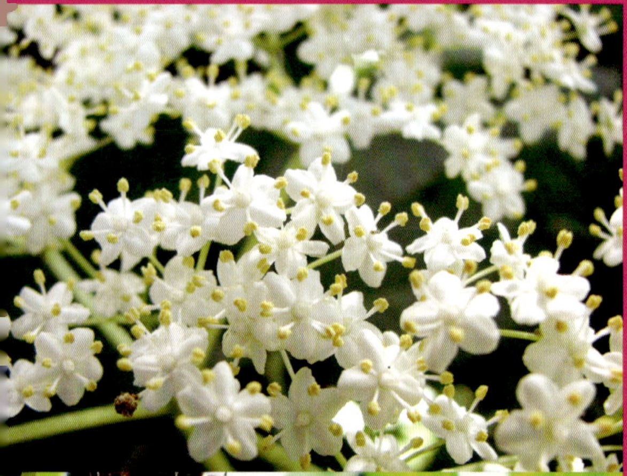

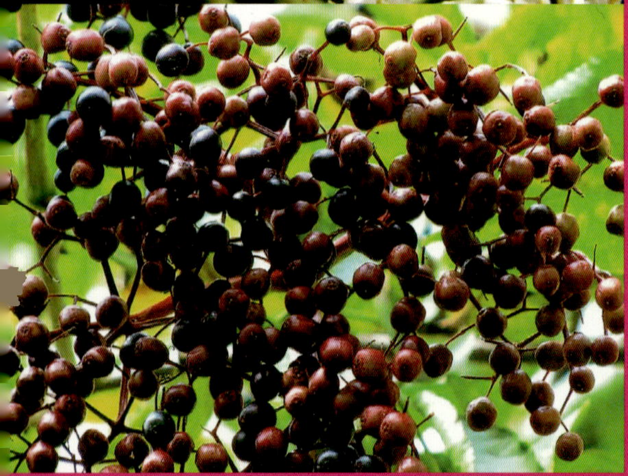

Wenn ein guter Kontakt mit dem Holunder entstanden ist, können Hollerblüten oder -beeren gepflückt werden.

Hollerkücherl

Einen Pfannkuchenteig mit 200 g Mehl, 2 Eiern, etwas Milch und Mineralwasser herstellen. Der Teig soll eher dickflüssig sein. Hollerblüten etwas ausschütteln, dass eventuelle kleine Fliegen und Tierchen herausfallen. Die Blüte in den Teig tauchen und in heißem Butterschmalz in einer Pfanne herausbacken.

Hollersuppe

Die Hollerbeeren von mehreren Dolden abperlen, mit klein geschnittenen Äpfeln und Birnen in etwa 1/4 l Wasser kurz aufkochen, zugedeckt abkühlen lassen. Mit Honig etwas süßen. Lauwarm servieren.

Hollersaft

In einen großen Topf Hollerdolden einfüllen bis zum Rand. Mit Wasser zu einem Drittel auffüllen und aufkochen. Ein Leinentuch (Betttuch oder großes Küchentuch) an die vier Beine eines umgedrehten Hockers binden. Unter das Leintuch eine große Schüssel oder einen großen Topf stellen. Vorsichtig die Dolden mit der Brühe durch das Leintuch in den Topf fließen lassen. Am Schluss die Dolden im Leintuch auspressen und den letzten Saft mit dem Topf auffangen. Heiß in vorher sauber gewaschene Flaschen füllen und gleich verschließen.

Abführmittel

Von einem Hollerzweig etwas Rinde abschaben und mit wenig kochendem Wasser in einer Tasse aufgießen. Abkühlen lassen, trinken.

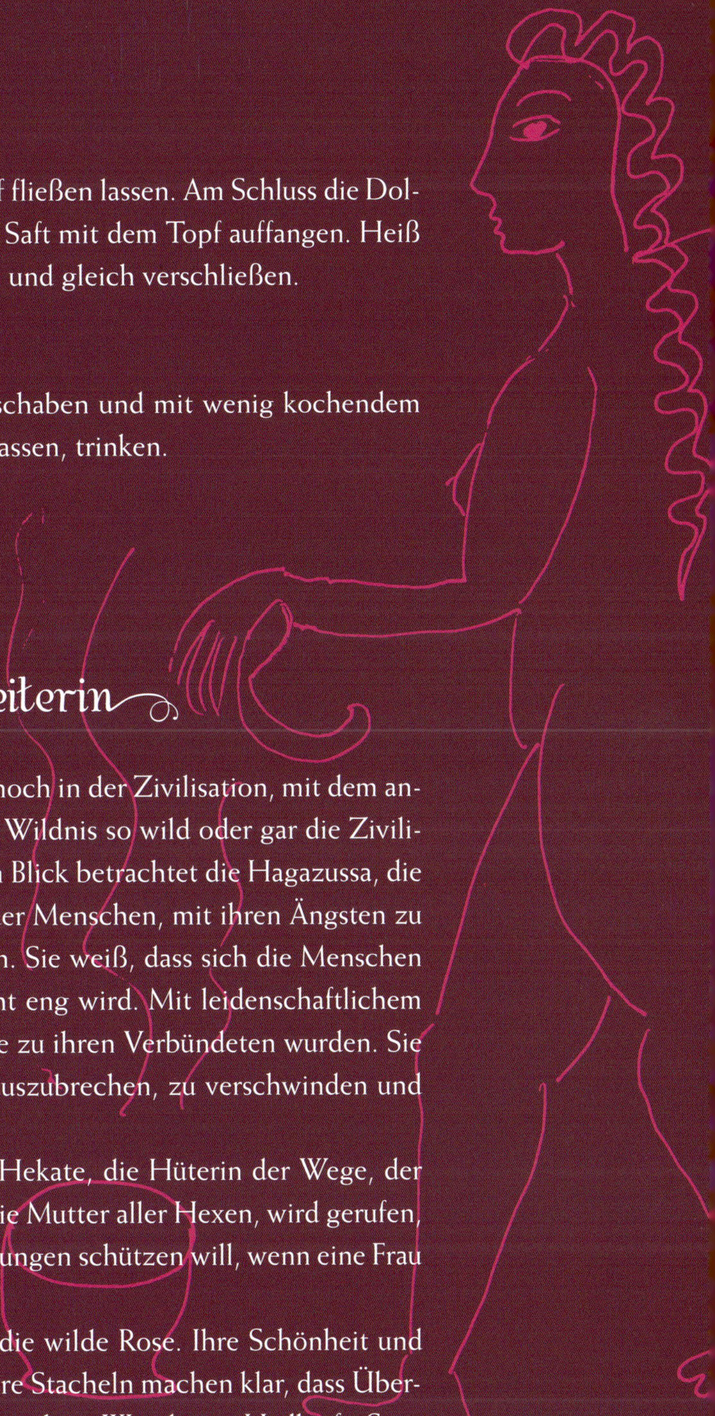

Die Zaunreiterin

Da sitzt sie auf dem Hag, mit einem Fuß noch in der Zivilisation, mit dem anderen bereits in der Wildnis. Nicht dass die Wildnis so wild oder gar die Zivilisation besonders zivilisiert wäre! Mit kühlem Blick betrachtet die Hagazussa, die Zaunreiterin, die wilde Frau, die Versuche der Menschen, mit ihren Ängsten zu leben, Gewalt und Übergriffe zu verarbeiten. Sie weiß, dass sich die Menschen Zivilisation nur so lange leisten, wie es nicht eng wird. Mit leidenschaftlichem Blick betrachtet sie die Wesen der Natur, die zu ihren Verbündeten wurden. Sie lebt nicht in Gefangenschaft, sie wagt es, auszubrechen, zu verschwinden und wieder aufzutauchen.

Auf Wegkreuzungen ruft sie die Göttin Hekate, die Hüterin der Wege, der Entscheidungen, der Eigenmacht. Hekate, die Mutter aller Hexen, wird gerufen, wenn eine Frau sich vor Gewalt und Anfeindungen schützen will, wenn eine Frau Entschlossenheit und Eigenmacht sucht.

Auf dem Hag lebt auch die Hagebutte, die wilde Rose. Ihre Schönheit und ihr Duft erfreuen alle, die sich ihr nähern. Ihre Stacheln machen klar, dass Übergriffe bestraft werden. Ihre Früchte sind ein wahres Wunder an Heilkraft, Stärkung und gutem Duft. Doch vor den Genuss hat die Hagebutte den Juckreiz gesetzt. Wer kennt nicht aus der Kindheit die Attacken mit aufgebrochenen Hagebutten, die von hinten unters Hemd, unter das Kleid gesteckt werden. Ich erinnere mich an eine qualvolle Nacht mit den Härchen der Hagebutte im Rücken. Sie ließ mich nicht schlafen. Wach auf, raunte sie. Schlaf nicht ein. Nimm wahr. Lass dich nicht einlullen, bleib ganz da. Sie war eine meiner ersten Lehrerinnen.

Eine andere Grenzbewohnerin ist die Brennnessel. Wer barfuß läuft, macht schnell mit ihr Bekanntschaft. Sie lehrte mich, dass schmerzhafte Anregung wichtig sein kann, um alle Kräfte zu wecken und zu pflegen, die eine in sich hat. Die Brennnessel ist ein magisches Kraut, das – wie die Hagebutte – an der Grenze zwischen Zivilisation und Wildnis wächst, besonders gern da, wo Menschen ihre Abfallprodukte loswerden. Die Brennnessel ist nämlich eine Stickstoffanzeigerin und Stickstoff entsteht im Boden, wo organische Abfälle, Urin, Fäkalien zurückgelassen werden. Aus dem Schattenreich der Menschen nährt sich die Brennnessel. Aus dem Verborgenen zieht sie ihre Kraft, aus dem Unaussprechlichen entwickelt sie ihre Heilkraft. Gefürchtet und mächtig, ist sie nicht auszurotten, sie setzt sich überall durch. Ihr Nährboden ist die Grauzone der Zivilisation, das heimlich Entsorgte, Zurückgelassene. Damit ist die Brennnessel nicht nur die klassische Begleitung der Hexen, die ja auch in diesem Randbereich menschlicher Bedürfnisse, Ängste und Hoffnungen leben, sondern auch die magische Wandlerin.

Es gibt viele Geschichten, Mythen, Märchen, die die Heilkraft und die Zauberkraft der Brennnessel beschreiben. Im Märchen von den sieben Schwänen muss die Schwester der sieben Brüder, die in Schwäne verwandelt wurden, sieben Nesselhemden flechten und sie ihren Brüdern umwerfen. Dabei darf sie kein Wort sprechen. Was könnte das bedeuten? Die sieben Brüder wurden dem Leben entrissen, sind schon auf dem Weg ins Totenreich. Schwäne symbolisieren die Grenze zwischen Leben und Tod. Die sieben Brüder sind also beinahe schon tot. Doch ihre Schwester kann sie mit Nesselhemden retten. Die Brennnessel ist die Erweckerin, sie kann Tote zurück ins Leben holen. Ihre Inhaltsstoffe, ganz besonders die Kieselsäure, regen das Hirn und die Zellen zu lebendigem Wachstum an, erwecken die Lebenskraft. Nesselhemden stehen für neue Lebenskraft.

Warum darf das Mädchen beim Wirken der Hemden nicht sprechen? Sie darf sich vom Geplapper der Welt nicht anstecken lassen, weil sie sonst die Verbin-

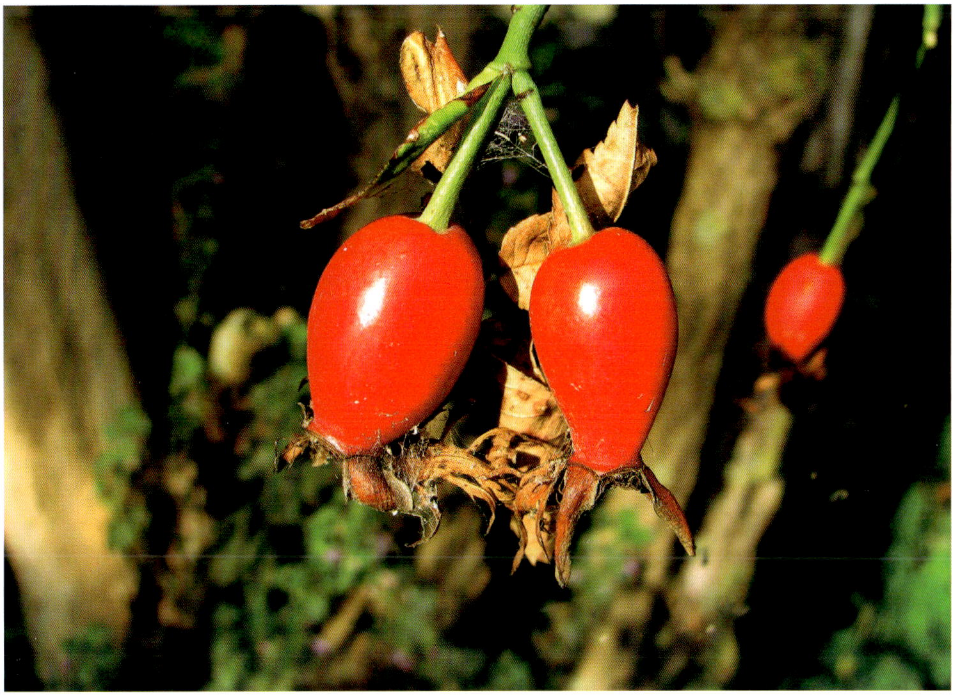

dung zur Wildnis, zur wilden Kraft der Brennnessel verliert, weil sie vielleicht sogar die Gewissheit verliert, dass die wilde Kraft ihre Brüder retten kann. Wer sich in der Zivilisation verliert, im Gerede und Getue, in der Manipulation durch Nachrichten und Filmberichte, verliert das Vertrauen in die Natur. Die Natur wird zur Last, zur Bedrohung, ja, lächerlich wird sie, mit ihren wild wuchernden »nutzlosen« Pflanzen, mit ihren giftigen Substanzen, mit Zecken, Mücken, Würmern, Käfern – wer braucht denn die! Und doch ist die Natur unsere einzige Chance, wieder heil und ganz zu werden. Die Brennnessel lehrt uns das. Was den einen als »Unkraut« gilt, ist in Wirklichkeit potente Heilkraft.

Die wild wuchernde Hagebutte mag die Menschen mit ihren roten Früchten bis in den Winter hinein erfreuen, aber kaum jemand macht sich die Mühe, die Früchte zu pflücken, die Kerne herauszuschälen und das Fruchtfleisch zu essen. Wie die Brennnessel schützt sich die Hagebutte vor Übergriffen und wird so zum Symbol für die Magie. Magie, die Verbindung, die Kommunikation zwischen allen Lebewesen, die ursprüngliche Kraft, die in uns allen lebt, schützt sich vor Miss-

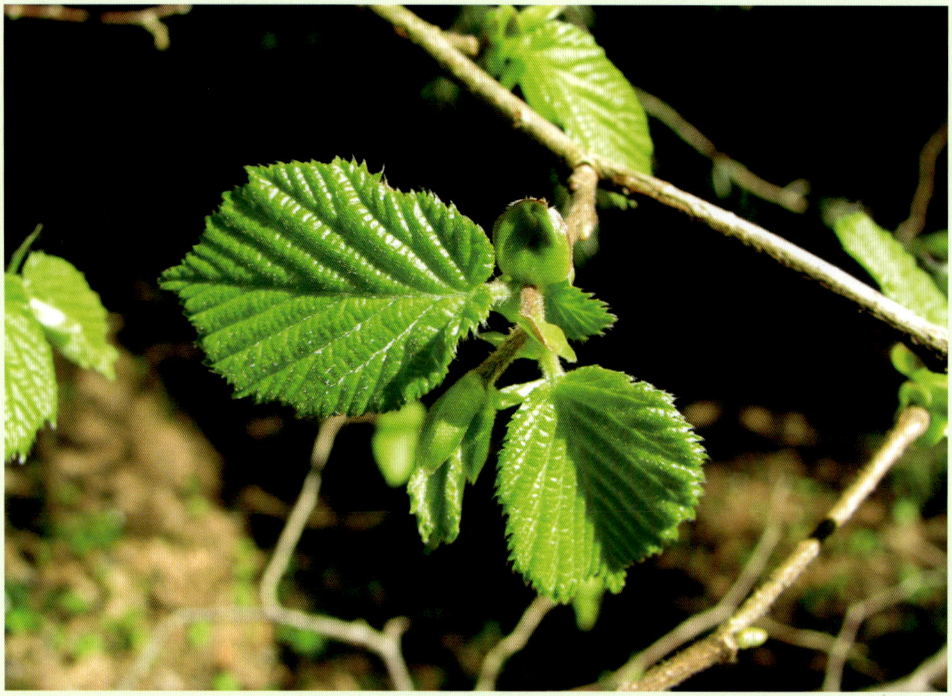

brauch dadurch, dass sie sich als etwas Geringes tarnt. Es macht Mühe, diese Kraft zu entdecken, sie zu pflegen und mit ihr zu leben. Es braucht das feine Einstellen aller Sinne und es braucht Zeit, die magische Kraft aufsteigen zu lassen. Da steht Hekate, mitten auf der Wegkreuzung. Wohin soll ich gehen? Nein, das war die falsche Frage, weil es keinen falschen Weg gibt. Wie soll ich gehen? Wach, aufmerksam, mit liebevoller Wahrnehmung aller anderen Wesen. Bereit, das Notwendige zu tun. Die Not wenden, das Lachen aufsteigen lassen. Schon vergessen, wie das geht? Die Brennnessel und die Hagebutte sind gute Lehrerinnen!

Zur Göttin der Magie gehört die Hasel. Haselholz ist neben der Esche das zauberwirksamste Holz, vorausgesetzt, es wurde respektvoll geschnitten und kommt zur richtigen Person. Die Haselnuss gilt als die Zaubernuss. Drei Haselnüsse hatte Aschenputtel, um ihre Verwandlung auf den Weg zu bringen. Der Haselbusch, auf dem Grab der Mutter gepflanzt, wirkt Wunder. Ähnlich dem Holunder verkörpert die Haselstaude die magische Kraft der Göttin. Sie schenkt großzügig – aber nicht immer – ihre Nüsse und, wenn sie will, auch einen Zauberstab. Was kann so ein Zauberstab? Wozu braucht man ihn? Was mit einem zur rechten Zeit geschnittenen Zauberstab berührt wird, erinnert sich an die Verbindung aller Wesen, an die gemeinsame Sprache. Mit dem Haselstecken öffnet sich der Raum, in dem alles miteinander kommuniziert. Ähnlich wie beim Holunder geht eine vielfache Wirkung von der Hasel aus: Die Blätter vertreiben Parasiten – auch als Tee gegen Würmer –, die Nüsse nähren, das Holz öffnet den Zugang zur magischen Wirklichkeit. Doch gerade die Hasel löst bei vielen Menschen Allergien aus. Die Hasel schützt sich vor Übergriffen durch ein dichtes Feld von Energie. Was als magische Wirkung einer weisen Frau zur Seite springen kann, wird im Alltag zur Allergie.

Verwandlung? Magie? Was bedeutet das? Der magische Raum ist der Raum, in dem alle Energien miteinander wirken, einander verstärken, Verbindungen eingehen oder lösen – eine Art gemeinsame Sprache, die alle Wesen miteinander verbindet. Den magischen Raum zu öffnen bedeutet, still zu werden, aufsteigen zu lassen, was aus Pflanzen, Elementen, Steinen auftaucht, auf gewonnene Überzeugungen zu verzichten, alles für möglich zu halten und zuzulassen, dass die eigene Welt sich neu ordnet, in eine Art Ur-Chaos fällt. In diesem Ur-Chaos setzen sich neue Bedeutungen zusammen. Diese Bedeutungen zuzulassen ist in der Welt der festgelegten Werte und wissenschaftlichen Erkenntnisse nicht ganz einfach. Wenn ich sage: Was ich mit dem Haselholz berühre, wandelt sich!, ist die Antwort oft: Mystischer Blödsinn. Was soll sich da wandeln? Abrakadabra! Der magische Weg ist kein linearer Weg.

Einmal schlugen wir in einem Ritual auf die Tür eines Sexshops und riefen alle möglichen wünschenswerten Kräfte wie Lachen, Glück, Verständnis, Wachstum usw. Da, wo wir vor zwanzig Jahren das Ritual machten, war ein paar Jahre später ein Kindergarten und noch einmal zehn Jahre später kam ein Instrumentenbauer. Wenn ich manchmal spätnachts an seinem Laden vorbeigehe und ihm zuhöre, wie er Klarinette spielt oder Musik hört, genieße ich einerseits diese stille Freude über den geglückten Wandel, andererseits verstehe ich immer besser, wie magischer Wandel vor sich geht. Eine Energie wird gepflanzt wie eine Blume oder ein Baum, dann kann man alles loslassen, denn die Energie breitet sich von allein aus. Die absichtsvolle Zufälligkeit, mit der Pflanzen sich ausbreiten, ist auch die Energie, mit der magische Felder entstehen und sich ausbreiten. Sie sind sowieso da, ob wir sie wahrnehmen oder nicht. Sie lassen sich nicht »nutzen« oder »ausbeuten«. Sie tauchen auf und entziehen sich. In einem Ritual kann dieser Raum für die Wahrnehmung geöffnet und erkundet werden. Der Haselstecken, der Zauberstab kann ein Mittel dafür sein.

Einen Zauberstab finden

Natürlich könnte man einfach dorthin gehen, wo es Haselsträucher gibt, und einen Stecken abschneiden. Das allerdings nützt weder der Hasel noch der Person, die sich so schnell und bequem magische Vorteile verschaffen will. Der magische Raum bedarf der Drei. Dreimal sollte also die Hasel besucht werden, dreimal der Wunsch nach magischer Kraft geäußert werden. Wer drei Nächte bei einer Hasel wacht, wird von ihr mehr erfahren als eine, die schnell vorbeikommt und drei Wünsche ausspricht, die ihr später vielleicht wieder leidtun. Der Weg in die Kraft der Magie ist ein Dickicht der eigenen Wünsche, Verwicklungen, Lügen, Verstrickungen. Zuerst sieht man sich die eigenen Wünsche näher an. Warum wünsche ich das? Was will ich damit gewinnen? Woher kommt dieser Wunsch? Welche Verletzung liegt ihm vielleicht zugrunde? Wer den magischen Raum öffnen will, um anderen zu schaden, kommt in eine Geisterbahn, getrieben von eigenen Rachegelüsten, von der Lust der Geister, auf starken Emotionen zu reiten. Betrachte ich meine brennenden Wünsche von vor dreißig Jahren, bin ich oft froh, dass die meisten nicht in Erfüllung gegangen sind, dass ich damals noch nicht genug Kraft hatte, um diese Wünsche magisch zu verstärken. Die wenigen Zauberrituale, die mir damals geglückt sind, haben mir schon genug Mühe gemacht, sie wieder aufzulösen oder abzumildern. Wenn ich heute einen Haselstab erbitte, sehe ich die Verbindungen viel klarer, die mir möglich werden. Ich halte die Vielfalt besser aus, die mir von überall entgegenkommt. Der magische Raum ist eben kein klar definierter, strukturierter Raum. Die Energien laden dich ein, eine Struktur zu erfinden und damit zu spielen.

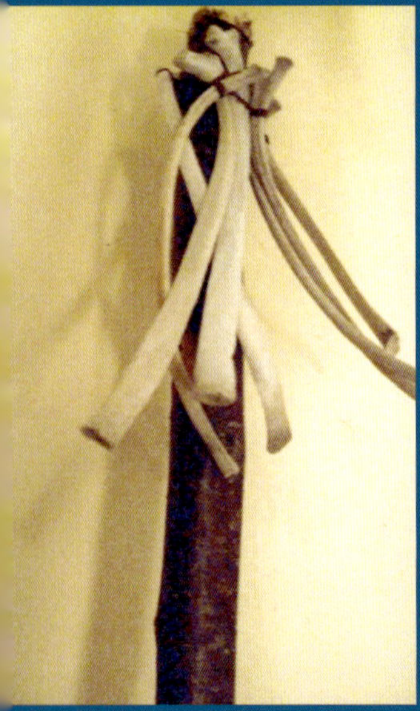

Die Wissenschaftler zum Beispiel im Cern, dem Wissenschaftszentrum in Genf, wo gerade der größte Teilchenbeschleuniger der Erde gebaut und in Betrieb genommen wurde, spielen mit Protonen, Neutronen, Antiteilchen, Neutrinos auf der Suche nach dem Higgsteilchen, dem winzigsten Teilchen, das beim Zusammenprall von größeren Teilchen entsteht. Vermutlich ist das auch eine Art magischer Annäherung an den Raum der Energie. Kontrollieren können wir diesen Raum nie. In jedem Augenblick werden wir von Milliarden von Teilchen durchflutet und merken es gar nicht. Wir denken, wir seien feste Materie, und sind in Wahrheit tanzende Energie. Davon geht jede magische Wandlung aus. Energien können sich neu ordnen, neue Formen bilden, die sie aber auch wieder aufgeben. Es gibt keine endgültigen Wandlungen, keine für immer festen Formen, keine Machtpositionen auf ewig. Es gibt kein Gut und Böse. Formen, die sich aus Energieteilchen bilden, zerfallen wieder. Alles ist ein Spiel von Energie. Magisch begabte Menschen spielen mit, erfreuen sich daran und versuchen nicht, damit irgendeine Art von Macht auszuüben. Wenn der Machtrausch ausbleibt, kommt die Glückseligkeit im Tanz mit allem. Ein Weg dorthin könnte ein Zauberstab aus Haselholz sein.

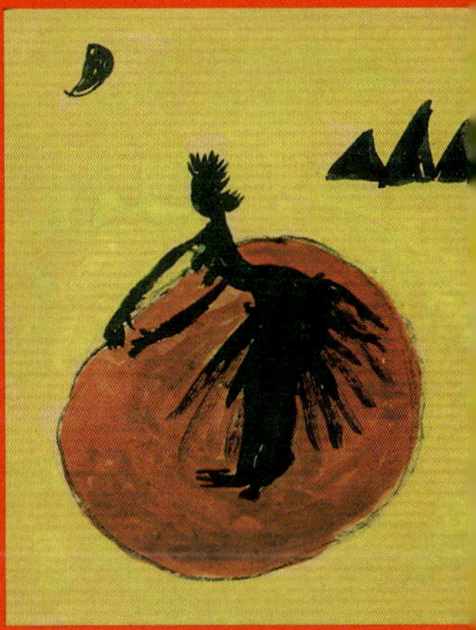

Magische Nahrung

Brennnesselknödel

Knödelbrot (geschnittene Semmeln) von zehn Semmeln mit klein geschnittenen Zwiebeln, mit einem Löffel Olivenöl und etwa einem Viertelliter heißem Milch-Wasser-Gemisch übergießen und einweichen lassen, eventuell mehr heiße Milch nachgeben, damit aus der Masse ein dicker Knödelteig geknetet werden kann. Würzen mit etwas Thymian. Zwei Eier unterkneten.

Zwei Hände voll Brennnesselblätter mit kochendem Wasser blanchieren (kurz überbrühen), abseihen und wenn sie abgekühlt sind, klein schneiden.

Die Brennnesselblätter unter den Knödelteig kneten. Einen kleinen Probeknödel formen und im kochenden Wasser testen. Fällt er auseinander, muss mit

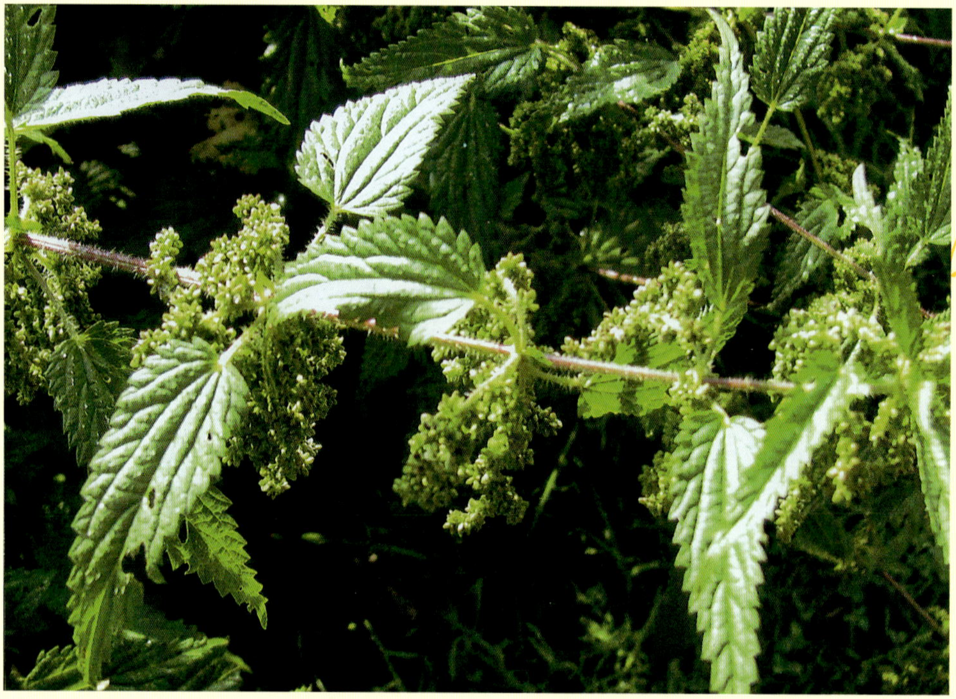

Semmelmasse oder mit Semmelbröseln der Teig etwas fester gemacht werden. (Normalerweise fällt der beschriebene Teig nicht auseinander.) Bleibt der Probeknödel fest, werden aus dem Teig die anderen Knödel geformt und ins siedende, nicht sprudelnde Wasser gegeben. Im offenen Topf die Knödel gar sieden, etwa zwanzig Minuten.

Derweil kocht das Sauerkraut. Man nimmt frisches Kraut, natürlich. Das gibt's ab Herbst beim Metzger. Klein geschnittene Zwiebeln in Öl anbraten, das Kraut draufgeben und mit anbraten, mit wenig Wasser (2 Esslöffel etwa) ablöschen, fünf bis sieben Wacholderbeeren und ein Lorbeerblatt dazugeben.

Das Kraut wird mit den Knödeln serviert.

Brennnesselwurzeltee gegen Steinbildung

Wer gern Wein trinkt, Fleisch isst und Tomaten und Kartoffeln (Nachtschattengewächse) liebt, kann irgendwann im Leben Gallensteine, Nierengrieß oder Nierensteine oder, noch unangenehmer, Harnsäurekonzentrationen in der Wir-

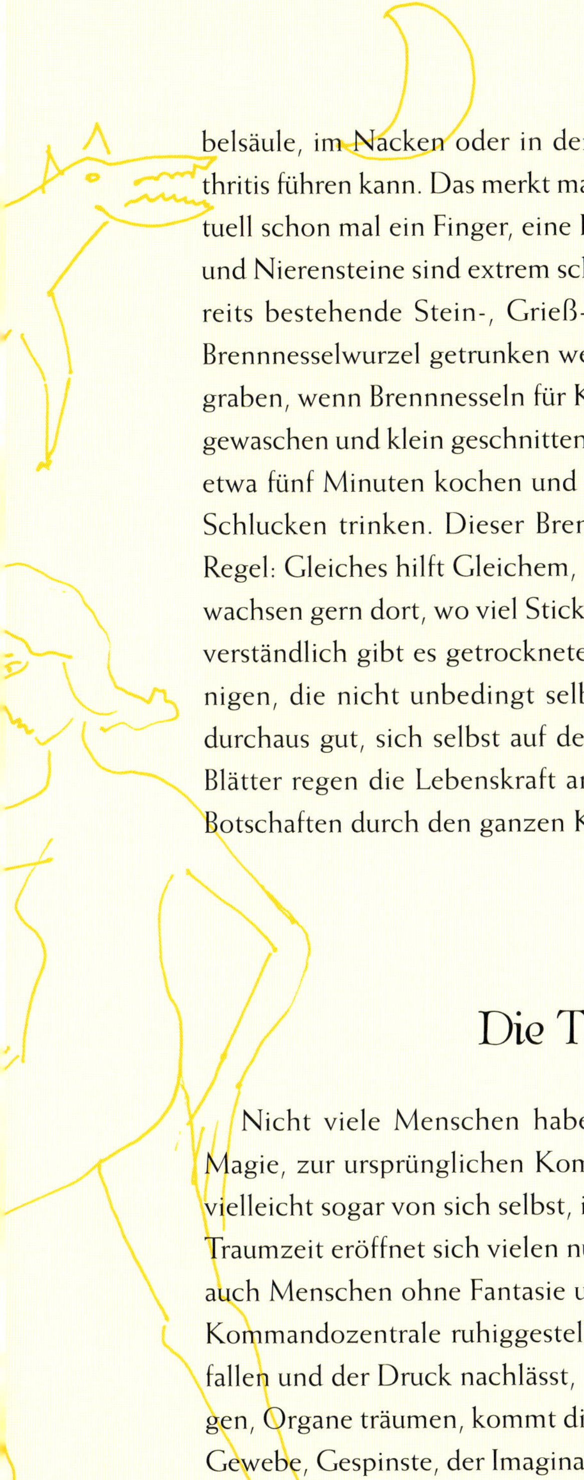

belsäule, im Nacken oder in den Gelenken entwickeln, was zu Gicht oder Arthritis führen kann. Das merkt man daran, dass die Gelenke schmerzen, dass eventuell schon mal ein Finger, eine Hand, ein Zeh oder Fuß taub wird. Gallensteine und Nierensteine sind extrem schmerzhaft. Um dem entgegenzuwirken oder bereits bestehende Stein-, Grieß-, Kristallbildung aufzulösen kann ein Tee aus Brennnesselwurzel getrunken werden. Die Wurzeln kann man zum Beispiel ausgraben, wenn Brennnesseln für Knödel gesammelt werden. Die Wurzeln werden gewaschen und klein geschnitten, etwa vier oder fünf auf einen Liter Tee. Den Tee etwa fünf Minuten kochen und dann abkühlen lassen. Den Tag über in kleinen Schlucken trinken. Dieser Brennnesselwurzeltee bestätigt eine alte magische Regel: Gleiches hilft Gleichem, Gleiches vertreibt Gleiches. Denn Brennnesseln wachsen gern dort, wo viel Stickstoff entsteht, also wo hingepinkelt wird. Selbstverständlich gibt es getrocknete Brennnesselwurzeln im Kräuterladen für diejenigen, die nicht unbedingt selbst Brennnesseln ausgraben wollen. Es ist aber durchaus gut, sich selbst auf den Brennnesselweg zu machen. Die brennenden Blätter regen die Lebenskraft an, wecken die Fingerknöchel auf, schicken ihre Botschaften durch den ganzen Körper.

Die Traumspinnerin

Nicht viele Menschen haben ein entspanntes, natürliches Verhältnis zur Magie, zur ursprünglichen Kommunikation zwischen allen Wesen, haben sich vielleicht sogar von sich selbst, ihren Empfindungen und Gefühlen entfernt. Die Traumzeit eröffnet sich vielen nur über Sehnsüchte und erotische Träume. Doch auch Menschen ohne Fantasie und imaginative Kraft fallen in Schlaf. Wenn die Kommandozentrale ruhiggestellt ist, wenn die Termine aus dem Körpersystem fallen und der Druck nachlässt, wenn sich Muskeln entspannen, Nerven beruhigen, Organe träumen, kommt die Zeit der Traumspinnerin. Maya, die Göttin der Gewebe, Gespinste, der Imagination, übernimmt. In der indischen Mythologie ist

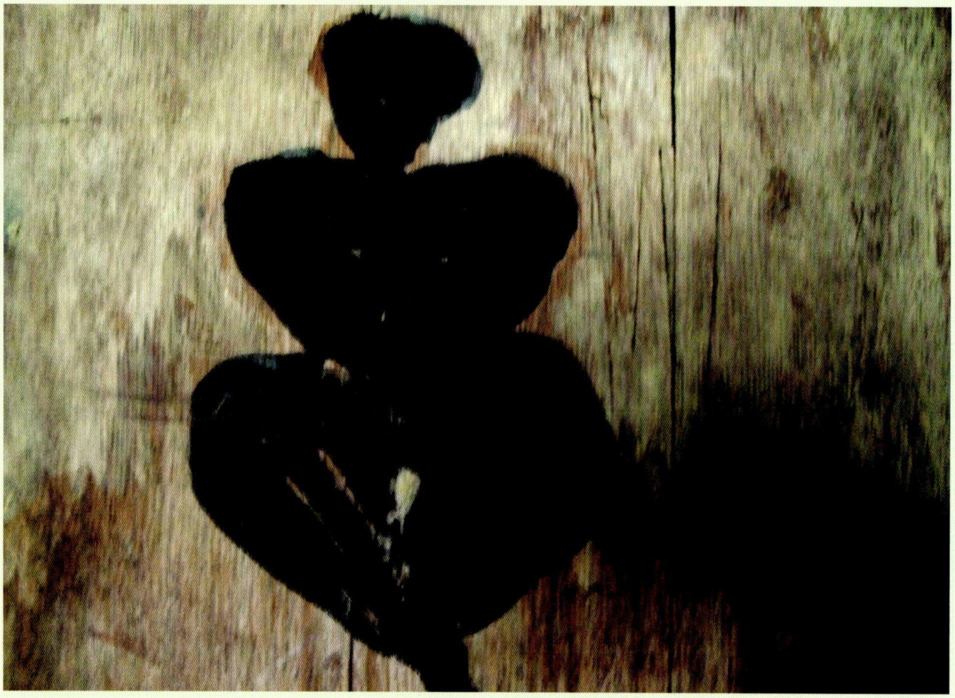

sie auch die Göttin der Illusion und der sehnsüchtigen Träume. Doch das heißt nicht, dass sie wirklichkeitsfern ist. Sie belebt eben den anderen Teil der Wirklichkeit, den, der nicht so leicht zu greifen, zu verstehen ist. Sie webt die bunten Bilder unserer Träume im Schlaf. Sie sinkt ins Hirn ein, spielt mit den Impulsen, treibt sie durch die grauen Zellen, beschleunigt und verlangsamt sie. Sie öffnet die Kammern der Erinnerung, holt sich Fragmente heraus und baut sie neu zusammen. Alles, was im Hirn gespeichert ist, wirbelt sie durcheinander, um es wieder einzuordnen.

Die schlafende Person taucht aus der Tiefe des Traumraums langsam auf. Was hab ich heute nur wieder für einen Blödsinn geträumt! Doch wie blöd ist das? Traumforscher wissen, dass gerade die Phase des Schlafs, in der wir heftig träumen, die Augen rasch hin und her bewegen, in Traumbildern und Aktionen engagiert sind, die wichtigste ist. Ohne REM-Schlaf (rapid eye movement, also schnelle Augenbewegung) gibt es keine tiefe Entspannung. Ohne Traumreisen erholen wir uns nicht. Maya webt ihre Gebilde aus dem Material, das sie in uns

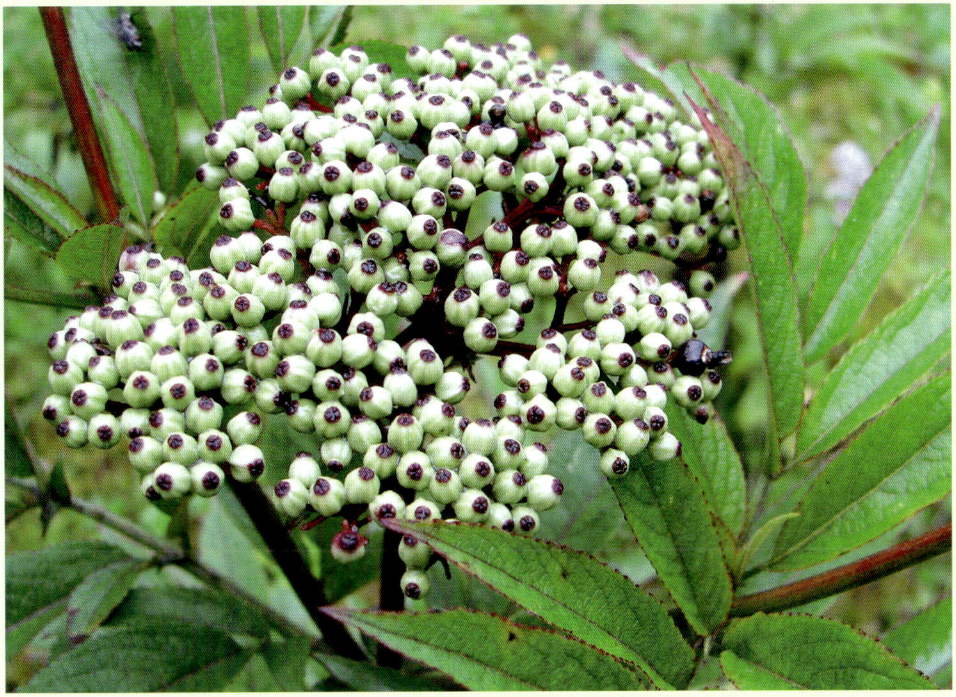

vorfindet. Sie arbeitet mit dem vorhandenen Potenzial. Sie erfindet nichts Neues. Sie nutzt die schöpferische Energie, die Träume, die Sehnsüchte, die Fantasievorstellungen der Person, mit der sie spielt. Alles ist in uns, nichts wird uns von ihr aufgedrängt. Doch haben wir auch keine wirkliche Kontrolle über die Achterbahnfahrten unseres Hirns während des Traumschlafs.

Von unseren heimischen Pflanzen entspricht Baldrian der Kraft der Traumspinnerin. Mithilfe der Baldrianwurzel gleiten Menschen in den Schlaf, die sich mit aller Macht dagegen stemmen. Baldrian verkörpert auch die Ambivalenz des Schlafs. Der Schlaf, auch der kleine Tod genannt, reißt uns aus allen kontrollierten Zuständen in ein Meer der Impulse. Wir werden hin- und hergerissen, in Schrecken geworfen, in Verzückungen katapultiert, in Handlungen verwickelt, die keinen Sinn ergeben. Willenlos treiben wir durch die Aktionen im Traumland, durch das magische Reich der Impulse, durch die Geisterbahn unserer Erinnerungen und Empfindungen. Auch die Botenstoffe des Körpers sind daran beteiligt, sie schäumen Lust auf, verstärken Ängste, erzeugen Erregungen. Wenn wir vor dem Schlafen Nahrung zu uns genommen haben, die wir nicht verdauen können, spielt der Magen verrückt und wehrt sich gegen die Last. In einer Art spirituellem Coaching bremst Baldrian die Erregungszustände, besänftigt, nimmt die Brisanz aus den Empfindungen, dämpft die Unruhe. Baldrian ist sozusagen die Assistentin der Göttin Maya, die nun ihre Fäden spinnt und uns auf die Traumpfade der Erinnerung lockt.

Baldrian liebt wasserreiche Orte und lässt sich am liebsten an sauberen Gewässern nieder. Dort entwickelt diese Pflanze ihre ganze Kraft, genährt von Sonne und Mond, Wasser und Erde, Wind und wildem Wetter. Überdüngte Böden zerstören die feine Kraft von Baldrian, weshalb die Pflanze auch in der Nähe intensiver Landwirtschaftsflächen kaum zu finden sein wird. Es heißt, dass Katzen besonders stark auf Baldrian reagieren. Sie lieben wohl den Geruch und sind mit der trägen Energie kompatibel, die Baldrian verbreitet. Natürlich kann man sich für ruhigen Schlaf Baldrianprodukte aus Drogerie oder Apotheke kaufen. Besser schlafen wird allerdings, wer sich auf den Weg zur Pflanze selbst macht. In den Vorbergen des Alpenraums, in wasserreichen Gegenden wird man sie schon finden, auch in wässrigen flachen Landschaften. Wer sie findet – meist riecht man sie, ehe man sie sieht –, kann sich bei ihr niederlassen. Die Annäherung gelingt am leichtesten über den Duft.

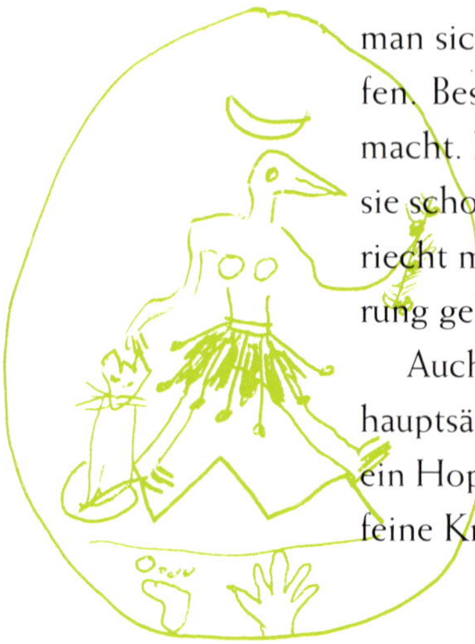

Auch der Hopfen enthält Essenzen, die den Schlaf fördern. Bei uns wird er hauptsächlich in Form von Bier als Schlaftrunk verwendet. Viel bekömmlicher ist ein Hopfentee oder Hopfenblüten in einem Kissen als Unterlage. Da strömt die feine Kraft der Pflanze in die Zellen und füllt sie mit heiterer Kraft.

Atemübung mit Baldrian

Als Erstes gilt es herauszufinden, wo Baldrian wächst. Wer eine wunderschöne Wallfahrt zu Baldrian machen will, reist an den Königssee, fährt mit dem Boot zur hintersten Anlegestelle Salet und wandert zum Obersee. Eine Matte oder Decke dabeizuhaben wäre eine gute Idee. Auf dem Weg zum Obersee ist die Luft getränkt von Baldrianduft, vorausgesetzt, es ist die richtige Zeit, also etwa Juli/August. Wer eine Pflanze gefunden hat, besser noch viele Pflanzen, kann nun eine Gehmeditation beginnen, bei der zweimal eingeatmet und einmal ausgeatmet wird. Diese Atemübung kommt aus der chinesischen Medizin und regt die Entgiftung des Körpers an. Baldrianduft verstärkt diese Entgiftung und trägt zur Beruhigung und Heilung der Sinne bei. Also: Schritt einatmen, Schritt einatmen, Schritt ausatmen, ruhig und bewusst. Irgendwann kommt Müdigkeit auf. Jetzt wird die Decke oder Matte ausgebreitet und, auf dem Rücken liegend, die Augen geschlossen. Die Hände werden auf den unteren Bauch gelegt. Einfach den Atem durch das Heben und Senken der Hände beobachten, ohne ihn zu verändern oder zu beeinflussen. Nach einer Weile werden die Hände auf die unteren Rippenbögen gelegt. Auch hier das Heben und Senken der Hände wahrnehmen. Und schließlich die Hände unter den Schlüsselbeinen, über den Brüsten ablegen und auch hier die Bewegung des Atems beobachten. Schließlich werden die Arme entspannt rechts und links neben dem Körper abgelegt. Mit dem Atem alle Düfte, Geräusche, Bewegung und Temperatur der Luft wahrnehmen, die Lippen weich aufeinanderliegen lassen und ein Lächeln zulassen. An dieser Stelle schlafe ich ein, wer wach bleibt, kann die vollkommene Entspannung genießen.

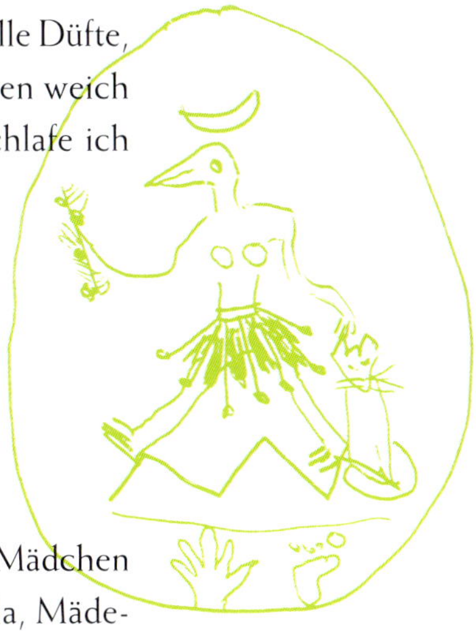

Die Wiesenkönigin

Obwohl es immer wieder behauptet wird: Mädesüß hat nichts mit Mädchen oder gar mit süßem Mädchen zu tun, sondern mit dem Met. Filipendula, Mädesüß, wurde in alten Zeiten zum Würzen des Honigweins verwendet. Doch wer einmal auf einer Wiese lag, auf der viele Mädesüßpflanzen stehen, weiß, dass es kaum einen süßeren, berauschenderen Duft gibt, meadow sweet eben, wiesensüß. Wiesenkönigin heißt diese Pflanze zu Recht, denn sie ist die Gebieterin feuchter Wiesen und verträumter Bachläufe, die sich durch Sumpfwiesen schlängeln. Sie zeigt uns an, wo Wasser fließt, und sie übersetzt das Wasser, die Erde, die Nährstoffe in Duft. Bei einer Trance in einer Wiese mit Mädesüßpflanzen er-

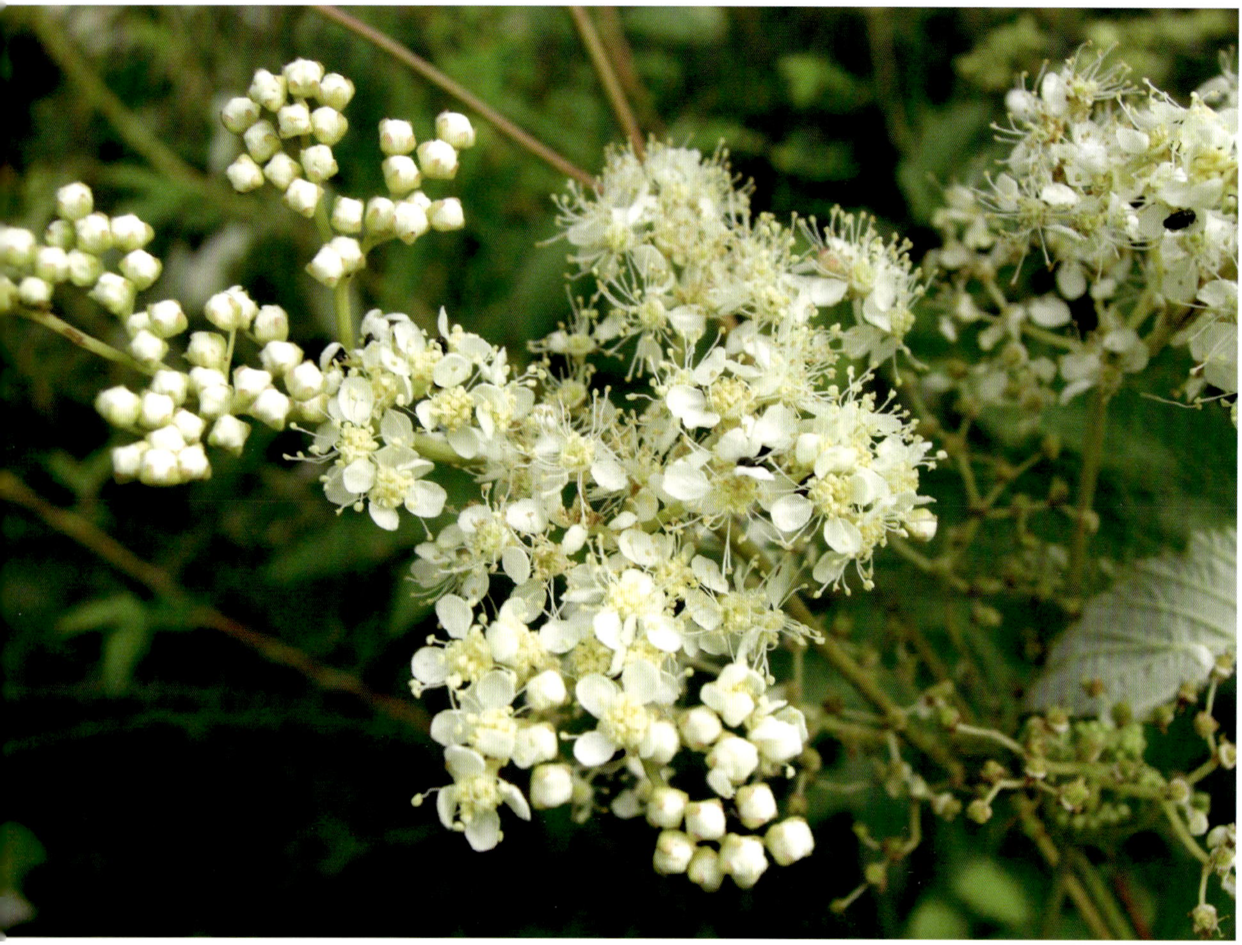

lebte ich zum ersten Mal, wie sich die Sinne überschneiden und Sinneseindrücke überspringen können. Ich legte mich zwischen die dichten Stauden der Mädesüßpflanzen. Über mir bewegten sich die flockig leichten Blüten im Wind hin und her und verströmten ihren Duft, der anfing zu schwingen, zu klingen. Ich stieg mit dem Duft auf in die Luft und sank gleichzeitig in die Erde, getragen von einem Rauschen, das bald wie ein Symphonieorchester in Kaskaden von Harmonien um mich herum erklang. Musik, die man riechen kann. Ein Duft, den man hören kann. Ihn einzuatmen heißt, sich auf den Weg zur Wiesenkönigin zu machen. Sie ist der gute Geist der Wiese. Sie lockt die Bienen und Insekten an und macht sie betrunken. Bienen, kleine schwarze Insekten und Hummeln lassen sich auf den Blüten nieder, tauchen in sie ein und können sich gar nicht lösen vor Glückseligkeit.

Die Fee aus dem Märchen, die Devi der indischen Mythologie, die Peri der persischen Märchen und Mythen – sie alle sind mit dieser Wiesenkönigin verwandt. Blütenelfen, die oft von Kindern gesehen werden, entziehen sich dem Blick der Erwachsenen, der Analyse, der Forschung. Sie verbergen sich in betörendem Duft, in zarten Farben, in filigranen Blüten. Sie schweben in der Zeit zwischen Tag und Nacht über den Wiesen, sorgen sich um die Blüten, sprechen mit den Holunderbüschen, singen mit den Pappeln. Aus den Wurzeln locken sie neue Triebe, sie küssen die Essenzen aus den Knospen. Wird das letzte Licht des Tages von der Nacht verschluckt, so legen sich die Elfen in die Blüten der Mädesüßstauden. Sie schwingen mit ihnen durch die Luft. Die ganze Wiese zittert in der Vibration der Mädesüßschaukeln. Warum heißt diese Pflanze wohl Wiesenkönigin? Sie dominiert den Ort, an dem sie wächst, was nicht bedeutet, dass sie nichts anderes hochkommen lässt. In ihrer Gesellschaft fühlt sich der Blutweiderich wohl, auch die Bachminze liebt die Nähe der Wiesenkönigin. Zu dritt verkörpern diese Pflanzen auch eine Heilgemeinschaft. Wenn sie sich einem Menschen öffnen wollen, gibt die Minze frische Kraft und Heiterkeit, der Blutweiderich hilft der Leber, Gift abzubauen, die Wiesenkönigin heilt Entzündungen, nimmt den Schmerz und macht aus einer Krankheit eine Initiation.

Um herauszufinden, ob die feine Kraft von Mädesüß überhaupt fühlbar wird, ist es gut, sich etwas Zeit zu nehmen, ihr Umfeld kennenzulernen. Ihre Sprache ist der Duft. Dieser herbsüßen Spur nachzugehen bedeutet für diesen Zeitraum, die menschliche Kommunikation zurückzulassen, den eigenen Empfindungen zu trauen und ihnen wieder mehr Raum zu geben.

Mit den Füßen im Wasser streckt sich die Wiesenkönigin hoch in den Himmel hinauf. Selten einmal steht sie allein an einem Bach. Sie liebt die Gesellschaft so sehr, dass man sie eher, mit ihresgleichen wispernd, in weißflockigen Wolken über Sumpfwiesen sieht. Ihre Blüten sind der Hollerblüte nicht unähnlich.

Kopfschmerzlinderung

Ehe man überhaupt daran denkt, von Mädesüßblüten Tee zu machen, sollte man sich die Zeit nehmen, an diesen Blüten zu riechen, sich ganz in den Duft hineinfallen zu lassen und herauszufinden, ob er für den eigenen Körper zuträglich ist. Ich setze mich dazu gern auf eine Plastiktüte (die ich selbstverständlich nachher wieder mitnehme), weil der Boden um die Pflanzen herum feucht ist. Ich vertiefe mich in die Betrachtung der Blüten und sehe die betrunkenen Insekten, die wie betäubt in den Blütenpolstern herumliegen. Dann zupfe ich schon mal ein paar Blätter ab und kaue sie. So süß die Filipendula auch riecht – ihr Geschmack ist eher herb-bitter. Wenn es zwischen der Pflanze und dem eigenen Körperuniversum funkt, können ein paar Blütendolden abgezwickt werden. Ich bitte auch ein oder zwei Minzestängel samt Blättern dazu, weil die zusammen wunderbar schmecken. Zwei, drei Dolden mit zwei, drei Minzen in einen Krug geben, heißes, noch nicht kochendes Wasser dazugeben, fünf Minuten ziehen lassen, abseihen und in kleinen Schlucken trinken.

Das Kraut noch einmal aufgießen, wieder sollte das Wasser gerade noch nicht kochen. Fünf Minuten ziehen lassen, abseihen, trinken. Danach kann das Kraut in Pflanzen oder in den Garten auf Beete gegeben werden.

Die Seelenhüterin

Nichts wächst jetzt mehr. Eine dicke Schneedecke liegt über Pflanzen, Erde, Steinen, über den Tieren, die in Winterschlaf oder Winterstarre auf den Frühling warten. Jetzt kommt die Zeit der Percht. Sie lebt in den Bergen. Dort zieht sie mit dem Zug der Seelen und ihren Hunden über die Bergkuppen, durch die Täler. Sie ist die am meisten missverstandene Göttin. Weil sie streng und unerbittlich ist, wird sie grausam genannt. Sie steht aufseiten der schutzbedürftigen Menschen und behütet diejenigen, die Hilfe brauchen. Die Percht kann mit Opfergaben

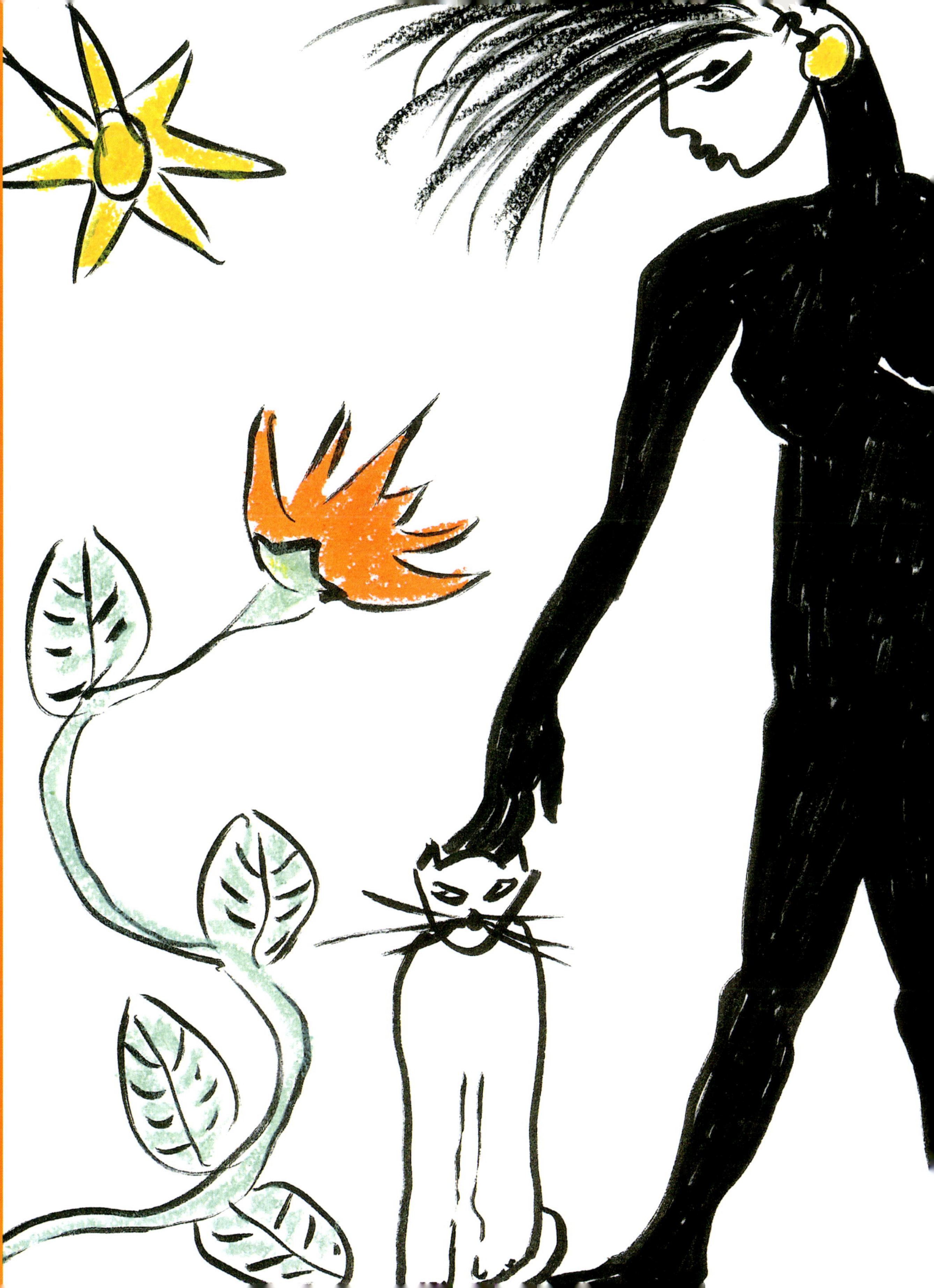

nicht gefügig gemacht werden. Es gibt keinen Weg und kein Mittel, um sie für sich zu gewinnen, wenn sie nicht will.

Im Frühling und im Sommer zieht sie sich in die Höhlen der Berge zurück. Manchmal begegnet ihr ein Kind, das sie vielleicht eine Weile zu sich nimmt und lehrt. Es gibt Geschichten von Kindern, die nach einer Zeit, in der sie in den Bergen verschwunden waren, reich beschenkt wieder auftauchten.

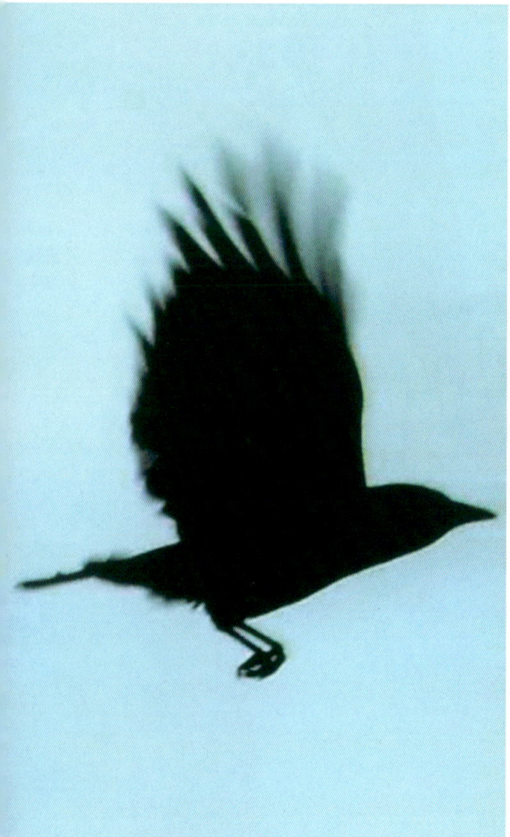

Der Name Percht stammt ursprünglich aus dem Keltischen. Peraht heißt hell. Sie ist die alte Muttergöttin, die Lichtbringerin im Dunkel der Nacht und des Winters. Doch sie ist auch die Hüterin des Feuers in der kalten dunklen Zeit. In den Raunächten zwischen dem 25. Dezember und dem 6. Januar macht sie sich auf den Weg über die Grenzen zwischen Leben und Tod, zwischen den Wirklichkeitsebenen. Sie hebt Zeit und Raum auf, macht das Jenseits sichtbar und das Diesseits transparent. Weiße Speisen soll man ihr hinausstellen, am besten Hirsebrei. Hirse öffnet die Hirnräume und schafft mit dem hohen Anteil an Kieselsäure, den Vitaminen und Spurenelementen gute Verbindungen sowohl zwischen den Zellen im Körper, speziell den Hirnzellen, als auch zu anderen Wesen. Hirse gilt als der magische Brei. Hirsebrei schenkt die Zauberin dem armen Mädchen. Töpfchen, koch – und schon gibt es Nahrung im Überfluss. Genauso wichtig wie das Kochen der Nahrung ist auch das Beenden des Zaubers. Wer das Beste vergisst, hat auch von der Nahrung im Überfluss nichts. Die Percht ist die Lehrerin. Hirse ist ihre Gabe. Die Beinwellwurzel ihre Heilessenz. Bis in den Herbst hinein darf die Wurzel der Beinwellpflanze nicht berührt werden. Doch wenn die Blüten dieser Heilpflanze verblüht sind, kann ein Teil der Wurzel abgeschnitten, anderswo eingepflanzt werden. Beinwell verbreitet sich stark. Wo eine Wurzel angeschnitten wurde, hat sie den Impuls, sich stärker auszubreiten.

Die Wurzel hilft, wie der Name schon andeutet, bei Knochenverletzungen. Homöopathisch ist Symphitum, also Beinwell, das Mittel, das Getrenntes wieder zusammenbringt, das Verbindungen schafft.

In der Kargheit des Winters brauchten die Zauberinnen kaum mehr als Hirsebrei und Beinwell, um sich zu nähren und zu heilen. Von Paracelsus, dem Wunderheiler aus dem Mittelalter, hieß es, die Percht habe ihn gelehrt. Sie habe ihm die magische Wurzel gegeben, mit der er alle Krankheiten heilen konnte, vorausgesetzt, sie stand am Kopfende der kranken Person – am Fußende gab es keine Rettung. Einmal hat er sie ausgetrickst. Er sollte eine Prinzessin heilen und die Percht stand bei ihren Füßen. Kurzerhand ließ er das Bett umdrehen. Doch danach ließ seine Heilkraft nach und bald starb er.

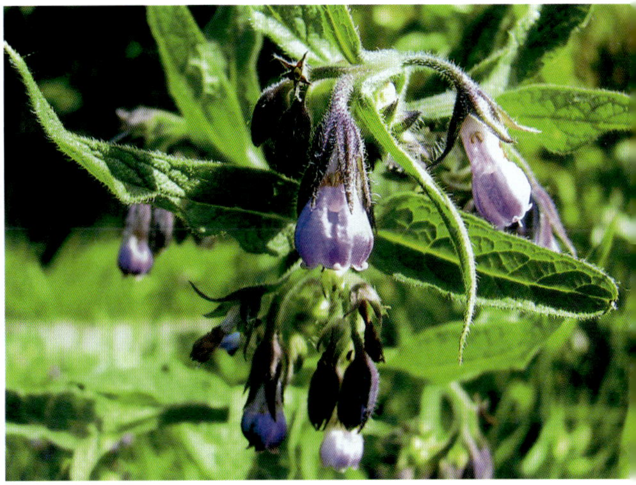

Wer mit Magie oder Heilkraft Geld und Ruhm sucht, sich den Reichen und Mächtigen andienen will und selbst nach Macht giert, wird von der Percht in die Mangel genommen. Früher oder später versiegt die Kraft, bricht die Macht. Die Verbindungen zu den Wesen der Natur, zur alten Göttin, zu den Helferwesen werden durchtrennt. Nicht umsonst wird die Percht Seelenhüterin genannt. Nicht Geld und Ansehen bringt sie, sondern im wahrsten Sinn Seelenheil. So wird die dunkle Zeit zur Zeit der Wahrheit. Alle Kräfte werden überprüft und müssen standhalten. Wer die Dunkelheit nicht erträgt, wer es nicht aushält, in die Tiefe zu sinken ohne Boden, ohne Sicherheit, ganz auf der Spur der uralten Energie, erkennt auch die Gaben der Percht nicht. Sie schenkt nicht das Offensichtliche, das Langersehnte, erfüllt nicht den brennenden Wunsch. Sie gibt das Unerwartete. Der Ballast des Alltags fällt ab, wenn der Zauber der Percht seine Wirkung entfaltet. Auch der Kristall gehört zu den magischen Begleitern der Percht. Besonders kostbar ist er, wenn er im Gebirge gefunden und nicht irgendwo abgeschlagen wird, dann ist er ein Geschenk der Percht und bringt der Finderin/dem Finder Vorahnungen und prophetische Träume.

Hirsebrei

Für den Hirsebrei braucht man die doppelte Menge Flüssigkeit der Menge Hirse. Also bei 500 Gramm Hirse einen Liter Flüssigkeit. Es gibt in den Bioläden Hirse, die besonders feinkörnig ist und nur zehn Minuten Garzeit erfordert. Ich koche sie kurz auf und gare sie in der Wolldecke. So kann ich zum Beispiel am Morgen die Hirse kurz aufkochen, in Zeitung und Wolldecke wickeln, fortgehen, die Hirse gart jetzt von allein und wenn ich nach Hause komme, ist der Brei fertig und noch warm. Das Garen in der Kochkiste (eine Kiste mit Zeitungspapier und Kissen ausgeschlagen und mit einem Deckel drauf) oder in der Wolldecke ist die energiesparende Alternative zu Herd und Mikrowelle.

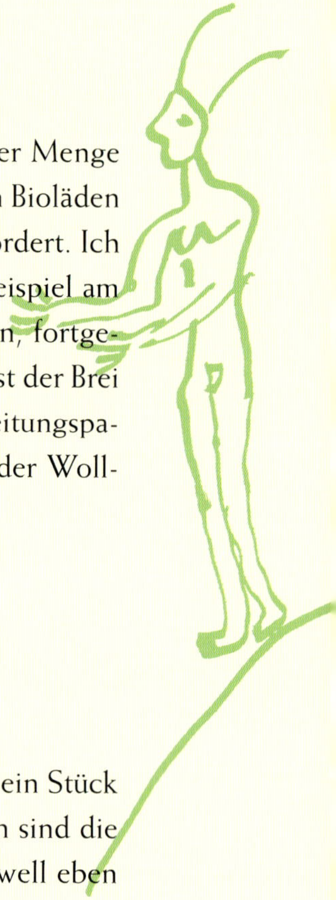

Beinwelltinktur

Im Herbst, wenn die Wurzel geschnitten werden kann, trennt man ein Stück Wurzel vom großen Beinwellwurzelstock. In biologischen Gärtnereien sind die GärtnerInnen oft froh, wenn man ein Stück mitnimmt, weil sich Beinwell eben sehr weit ausbreitet. Die Wurzel wird kurz abgewaschen, in mehrere Stücke geschnitten und mit Alkohol bedeckt. Der Alkohol soll entweder siebzigprozentiger aus der Apotheke sein (Weingeist) oder Kartoffelschnaps oder Wodka, weil die frei von Fuselstoffen sind. Wenn man einen Auszug aus einer Wurzel herstellt, muss es hochprozentiger Alkohol sein, weil die Inhaltsstoffe der Wurzel sonst nicht herausgelöst werden. Ich fertige eine Wurzeltinktur zu Neumond, weil da die Kraft in der Wurzel am stärksten ist, und lasse sie bis zum nächsten Neumond stehen. Dann seihe ich die Flüssigkeit ab und gebe sie in eine Flasche aus dunklem Glas.

Die Beschützerin der Wildnis

Die Zuneigung zwischen Frauen und Pflanzen, zwischen Frauen und Tieren, zwischen Frauen und Steinen muss uralt sein. Immer wieder tauchen in der Archäologie, in der Ethnologie Beispiele auf. Da ist die Frau, die pflanzt und erntet, die Frau, die im Baum lebt, die Frau, die einen ganzen Hain hütet, die Frau, die ein Wildschwein säugt – das gibt es bis heute in Neuguinea.

In den Mythen Kleinasiens ist diese Hüterin Artemis, die Jungfrau, was so viel bedeutet wie: die Frau, die sich selbst gehört. Artemis mit den Hunden, Artemis mit dem Bär. In Griechenland tanzten junge Artemispriesterinnen einmal im Jahr den Bärinnentanz. Dazu gürteten sie sich mit Artemisiazweigen. Keine fragte: Löst Artemisia Allergien aus? Die jungen Frauen waren eins mit der Göttin, also der Göttinnenkraft in sich selbst. Sie waren eins mit Artemisia, der Machtwurz, der Pflanze, die die Fruchtbarkeit regelt. Nicht anregt, nein, regelt. Wenn eine nicht schwanger sein wollte, wusste sie, mit welcher Pflanze sie sich verbündet. Wenn eine verwundet war, kam sie zu Artemisia, wenn eine der Göttin köstlichen Rauch darbringen wollte, trocknete sie Artemisiablätter und räucherte sie. Wenn die Füße schmerzten vom Laufen, wurden Artemisiablätter in die Schuhe gelegt. Wildnis und Zivilisation waren noch nicht voneinander getrennt, alles war noch miteinander vernetzt und verbunden: die Elemente, die Pflanzen, die Steine, die Frauen, die Kinder, die Männer, die Haushaltung, das tägliche Leben. Archäologen nehmen an, dass die Männer auf der Jagd waren, während Frauen Kräuter sammelten. Ob das stimmt, wissen wir nicht. Doch wir kennen diese alten Bilder auf Gefäßen und Reliefs, auf Schalen und Scherben. Frauen, gegürtet mit Artemisiazweigen, einen Kranz aus Artemisia auf dem Kopf. Nimmt der Kranz die Kopfschmerzen? Artemis, die jungfräuliche wilde Göttin, tollt mit ihren Tieren durch den Sommer.

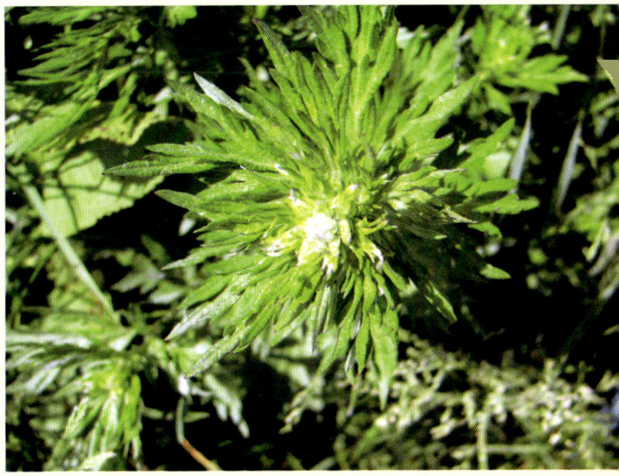

Aus Artemis wird Diana, die Mondtochter. Sie spricht mit den Tieren. Auch auf ihrem Kopf liegt gern die Krone aus Artemisia, das Symbol der freien Frau. Diana-Artemis heißt sie. Die Hüterin der Bäume, der Bären und der Hirsche. Von heiliger Hochzeit mit dem Hirsch ist bei den Kelten die Rede. Dana, die Königin der Kelten, die mythische Mutter, verbindet sich mit dem heiligen Hirsch.

Artemisia, bei uns auch Beifuß genannt, weil diese Pflanze so eine starke Heilwirkung auf schmerzende Füße hat, wird von Bauern ausgerissen oder geschnitten, damit sie nicht etwa in das kostbare Feld mit Kulturpflanzen wuchert.

Am Feld mit genmanipuliertem Mais, einst heilige Nahrung, jetzt nicht mehr kontrollierbare Designerpflanze, die den Boden auslaugt, steht Artemisia wie eine Wächterin. Hier die wilde »Unkraut«-Pflanze, dort die Futtersoldaten, besprüht mit dem Gift der Zivilisation, das alles ausrottet, was nicht durch Züchtung resistent gemacht wurde. Beifuß gilt als Unkraut. Alle Beifußarten werden in der Landwirtschaft als schädliche Pflanzen bekämpft, weil sie die »guten« Pflanzen verdrängen oder »belästigen«. Doch die Wildnis klopft bei der Zivilisation an und macht klar, dass sie immer stärker sein wird.

Zur Hüterin der Wildnis gehen wir, wenn wir die Schäden nicht mehr ertragen, die uns die »Zivilisation« angetan hat. Die Schäden der modernen Welt sind das Gift in der Luft, im Wasser, im Essen, der Lärm, der Elektrosmog, die Enge, das Aufeinanderhocken in kleinen Räumen, in lauten, übervölkerten Städten, der Berufsstress, die Auseinandersetzungen mit anderen Menschen.

Bei der Hüterin ist Stille. Die Bitterkeit, die uns im Alltag befällt, ist im Kraut der Göttin nur wohltuend. Bitterstoffe erinnern die Zellen an den Zustand der ursprünglichen Wildheit. Der ganze Körper wird wieder wach, lebendig, widerstandsfähig, fröhlich. Artemis-Diana, die Hüterin der Wildnis, beschützt die Wesen, die ihre eigene Wildheit leben. Wer sich entschließt, die Unterdrückung zu beenden und innere Freiheit wachsen zu lassen, ist auf dem Weg der Artemis-Diana. Früher wurden dieser Göttin Waldheiligtümer errichtet. Auf alten Darstellungen hält Artemis-Diana einen Artemisiazweig in der Hand. Sie ist eine Mondgöttin. Der Zyklus des Mondes, der dem Zyklus der Frau gleicht, ist ihr Kalender. Heute wachse ich, morgen sterbe ich – diese Erkenntnis in körperliche Erfahrung umgesetzt, wurde zur größten Bedrohung der neuen monotheistischen

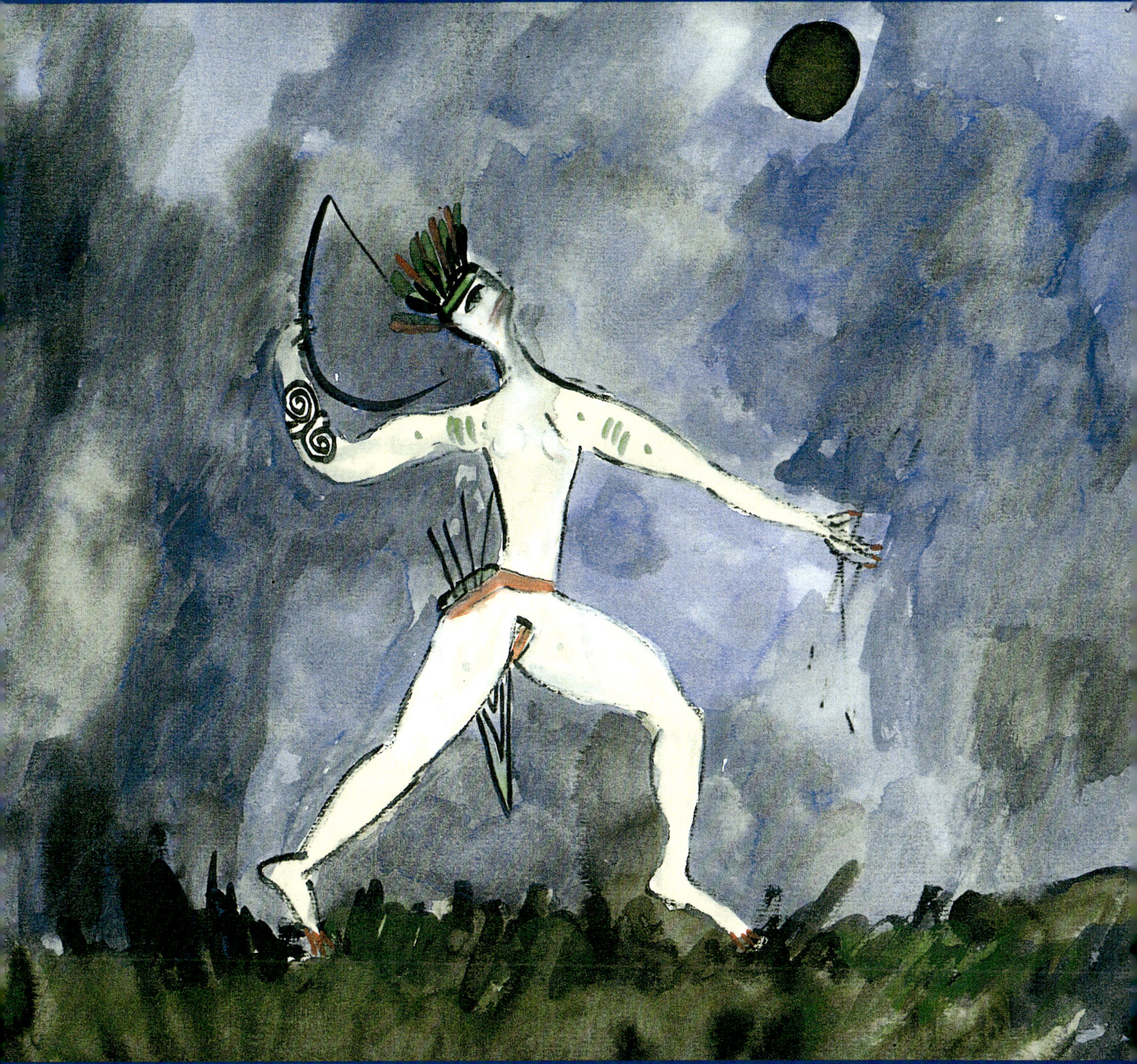

Religionen. Denn diese Religionen versprachen: Du stirbst, lebst aber in Gott weiter. Bezahle heute, profitiere davon in einem anderen Leben. Wer die natürliche Reaktion darauf wagte: Wenn ich erst im nächsten Leben etwas davon habe, bezahle ich auch erst im nächsten Leben!, wurde umgebracht.

Paradies, Fegfeuer, Sündenablass – die Verehrerinnen der Artemis-Diana konnten darüber nur lachen. Du bist Teil der Natur, Teil von allem und damit ohnehin unsterblich, ist die Botschaft der Göttin. Du lebst, dein Körper zerfällt, deine Energie sucht sich neue Orte. Deine Asche befruchtet Pflanzen, in denen du lebst, dein toter Körper wird von Tieren und Pflanzen zerteilt, aufgenommen und neu gestaltet. Artemis-Diana gibt keine Versprechen für ein Leben jenseits der Körperlichkeit. Ihre Botschaft ist: Beobachte die Wildnis. Sie setzt sich überall durch. Wenn der Mensch verschwindet, dauert es keine zweihundert Jahre, bis keine Spur mehr von Menschen zu sehen ist. Befreunde dich mit der Wildnis und du lernst etwas über Geborgenheit, Wachstum und Tod. Beobachte die Wildnis, auch die Wildnis in dir selbst, und du lernst etwas über Freiheit und überschwängliche Lebenslust. Hör auf die Botschaft der Göttin: Lass dich nicht niederringen. Steh für deine Interessen auf und wehre dich. Lass die wilde Kraft aufsteigen, die in der Artemisia mit all den Bitterstoffen enthalten ist. Der Bogen, den Diana trägt, gilt nicht der Jagd. Nicht die wilden Tiere jagt sie, sondern die Unterdrücker, die Gewalttäter, die Zerstörer der Natur. Wer sich mit Artemis-Diana verbündet, verbündet sich mit der Natur und lässt nicht zu, dass die eigene wilde Kraft, die Natur in uns, zerstört wird.

Eine andere Pflanze, die die Mondkraft symbolisiert, ist die Silberdistel. Wir begegnen ihr vor allem im Gebirge. Schön und stachlig macht sie uns klar, dass sie nicht berührt, ausgerissen, verschlungen werden will. Solange ihre Blüte noch geschlossen ist, fällt sie nicht auf, passt sich perfekt ihrer Umgebung an. Doch wenn sie ihre Blütenblätter öffnet, strahlt sie im feinen Silberglanz wie der volle Mond. Zwar gilt die Distel in der Heilkunde als herzstärkend, doch würde ich diese Wirkung immer durch eine Begegnung in ihrer natürlichen Umgebung suchen: Hinaufwandern, wo die Vegetation karg, die Luft klar ist, wo der Lärm der Menschenwelt nicht mehr zu hören ist, wo der Körper sich erinnert, dass er Teil der Natur ist, wie all die Pflanzen, Steine und Elemente ringsum. Die wilde Kraft zu spüren, mit ihr zu atmen und zu tanzen führt dazu, dass alte Bündnisse mit der Wildnis aufleben.

In Zeiten der Hexenverfolgung galt es als besonderes Verbrechen, nachts mit dem Mond Kontakt aufzunehmen und im Mondlicht zu tanzen. An solchen Tabus lässt sich gut ablesen, wo die alte Kraft zu finden ist: in nächtlichen Ritualen, bei alten Frauen, im Mondlicht, bei Pflanzen, Steinen, Elementen und Tieren. Mondtänze wurden für die Göttin Diana, für Artemis, die Bärinnenkraft getanzt. Mit Tänzen im vollen Mond holen wir uns die Nacht zurück, mit Tänzen in der mondlosen dunklen Nacht sinken wir in die Wurzeln unserer Kraft.

Mondtanz

Alle, die bei diesem Tanz mitmachen wollen, suchen sich Artemisiazweige und binden sie zu einem Gürtel (Artemisia wächst etwa von Mai bis spätestens September). An einem schönen Ort im Wald, auf einer Waldlichtung oder auf einem Berg kommen alle im Kreis zusammen. Zuerst werden die Himmelsrichtungen, die Elemente gerufen, die Geister des Ortes, die Elfen, Feen, die Göttin. Linksherum, gegen den Uhrzeigersinn und damit gegen die Zeit, dreht sich der Kreis. Dazu kann dieses Lied gesungen/improvisiert werden:

Wir sind die Alten
Wir sind die Neuen
Wir sind die Gleichen
Stärker als zuvor

Wenn die Kreisbewegung endet, kann eine nach der anderen in den Kreis treten und die Kräfte rufen, die sie für ihr Leben braucht. Die anderen im Kreis können dazu summen, in die Hände klatschen, stampfen oder still sein – ganz wie die Person in der Mitte es wünscht.

Zum Schluss des Rituals wird die große Bärin gerufen und um Schutz gebeten. Dann geben sich alle die Hände und lösen den Kreis wieder.

Natürlich kann das Ritual auch ganz anders gemacht werden. Was ich hier be-

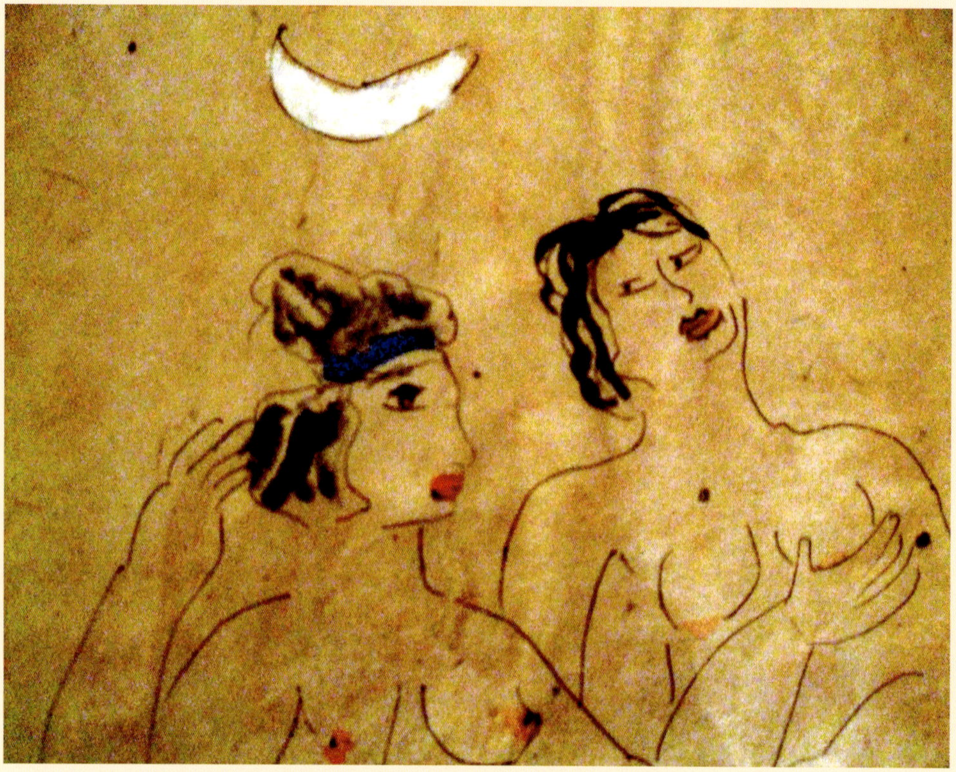

schrieben habe, ist ein Vorschlag. Am besten sind Rituale, wenn sie aus der Gemeinschaft wachsen, die das Ritual feiert, wenn sie ganz persönlich gestaltet werden. Ein Ritual ist keine militärische Übung, es muss nicht klappen, es muss nicht nach irgendeinem Vorbild genau gemacht werden und funktionieren. Das Ritual ist Ausdruck für die be-geisterte Verbindung zur Natur, zur Göttin, zum Universum, zu den Sternen. Ein Tanz mit allem, der immer neu gestaltet wird. Je mehr spielerische, närrische Energie entsteht, desto mehr Spaß macht das Ritual, desto enger wird die Verbindung zur ursprünglichen universellen Ekstase. (In meinem Buch »Mond Tanz Magie« habe ich dreizehn Mondtänze beschrieben, die Anregungen zu eigenen Gestaltungsmöglichkeiten geben.)

Tee und Räucherung mit Artemisia (Artemisia vulgaris, Beifuß)

Bevor die Bauern die Artemisiastauden ausreißen oder schneiden, mache ich mich immer auf den Weg, um Artemisiazweige zu holen. Kopfüber hänge ich die langen Zweige zum Trocknen auf. Einen Teil werde ich für Tee klein schneiden, denn Artemisiatee bringt mich in meine Mitte, macht schöne Träume und die Bitterstoffe tun Magen und Darm besonders gut. Es braucht nur wenige Blätter für einen halben Liter. Da die Pflanze starke ätherische Öle enthält, soll so ein Tee nicht länger als zehn Tage hintereinander getrunken werden.

Einige der Artemisiastängel binde ich eng zusammen zu etwa zwanzig Zentimeter langen Räucherbündeln. Gebunden wird mit unbehandeltem Baumwollfaden, der mit verbrennt. Der Rauch der Artemisia vertreibt einerseits Bakterien, hält die Luft rein, entmutigt Parasiten und erzeugt Wohlgeruch.

Artemisia als Anregung für die Immunkraft

Da es viel zu kompliziert wäre, diese Artemisiapillen selbst herzustellen, verweise ich hier auf eine reine Kräuterpille, Artemisia Annua, die vom Apotheker Spitteler in der Schweiz hergestellt wird. Er kämpfte lange Jahre um Anerkennung seiner Pflanzenpille, die in Afrika hergestellt wird, dort Arbeitsplätze schafft und Malaria verhindert. Mittlerweile hat die Weltgesundheitsorganisation diese Artemisia Annua zugelassen und natürlich gibt es Nachfolgepräparate. Ich habe mit Artemisia Annua derart gute Erfahrungen gemacht, dass ich sie hier erwähnen will. Sie ist nicht nur eine ausgezeichnete Malariaprophylaxe, die aus reinen Kräutersubstanzen besteht, sondern sie stärkt auch die Abwehrkräfte, verhindert Durchfälle und ihre Bitterstoffe regen Magen und Darm an.

Die Weidenfrau

Aus den Nebeln löst sich eine Gestalt und huscht geräuschlos über die Wiesen. Sie spielt mit den Ästen der Weide und schwebt über dem Wasser. Die Weidenfrau erscheint seit Urzeiten den Menschen. Sie tröstet die Trauernden, nimmt sich der Verzweifelten an. In ihrem Reich fallen alle ehrgeizigen Pläne, was verkrustet ist, löst sich auf. Tränen beginnen zu fließen, denn alles kommt in Fluss. Die Weidenfrau wird auch die Salige Frau genannt. Sie begegnet uns in Alpensagen und Bergmythen. Die Salige, die weise Frau, die Helferin, die Heilerin, ist eng mit der Weide verbunden, ja die Weide selbst. Das Wort salige wird von salix, der lateinischen Bezeichnung für Weide, abgeleitet.

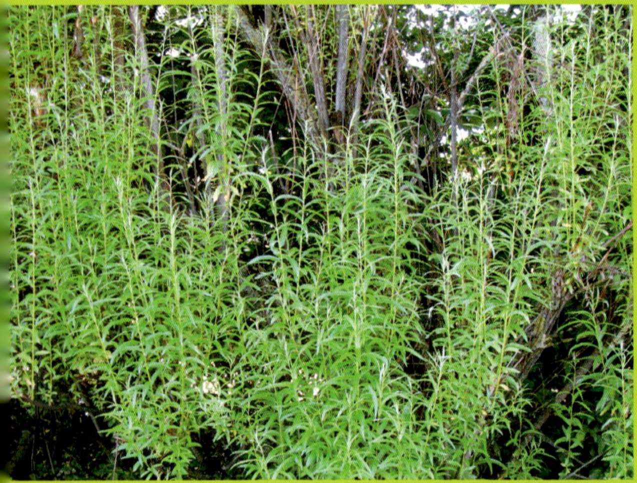

Es hat mich allerdings immer gewundert, wie der Volksmund die Salige Frau aus einer lateinischen Bezeichnung herausgefiltert haben soll. Woher weiß eine Bäuerin im Werdenfelser Land zum Beispiel, dass Weide Salix heißt? Die Salige Frau der Sagen ist eine gütige Helferin. Sie lehrt die Kinder, hilft den Armen, sie heilt Gebrechen, ist mit der Natur verbunden, ja ein Teil der Natur. Auf ihrer Spur fand ich eine andere interessante Erhellung ihres Namens: Eine der wichtigsten Heilgöttinnen der Römer war Salus. Dargestellt wird sie mit einer Wasserschale und einer Schlange. Möglicherweise gehen die Schlangen, die noch heute Symbol für die Ärzteschaft sind, auf Salus und ihre Schlange zurück.

Die Römer kamen über die Alpen und führten nicht nur Krieg. Sie brachten auch ihre Bräuche und Gottheiten mit. Überall in Deutschland finden sich Spuren der Matronenkulte, der Verehrung der dreifachen Göttin. Und überall finden sich auch Spuren von Bacchus, dem Weingott, von Diana, der Mondgöttin, und eben auch von Salus, der Heilerin. Die Weide bekam ihren Namen Salix wohl in Anlehnung an Salus, die Heilgöttin, weil sie große Heilkräfte besitzt. Die Attribute der Salus, die Wasserschale und die Schlange, sind auch die Attribute der Hygieia, der griechischen Göttin der Heilkraft.

Sagen über die Salige Frau, die weiße Frau, die weise Frau, die Salaweiber gibt es von Südtirol über Bayern bis in die Steiermark, nach Kärnten und Slowenien. Überall ist die Salige eine Helferin und Beschützerin. Sie lebt zurückgezogen auf Bergen, in Höhlen, auf Felsen, manchmal auch über dem Wasser. Sie nimmt gelegentlich ein Kind in die Lehre. Wenn Menschenmänner Salige Frauen heiraten, dürfen sie niemals fragen, woher die Frau kommt. Denn das ist das Ende der Beziehung.

Im Ultental in Südtirol hat eine Salige ihren Mann mit dreizehn Kindern verlassen, weil er zu viel fragte. Fragst du, so klagst du, sagte sie nur und verschwand. Das Motiv der Verschwiegenheit, der Zufriedenheit auch mit dem, was wir nie wissen werden, ist typisch für die Salige Frau. Auch in Kärnten gibt es so eine Geschichte. Die Salige Frau heiratet einen jungen Bauern, der es nicht lassen kann, nach ihrem Ursprung und dem Grund ihrer besonderen Kraft zu forschen. Sie verlässt ihn und er bleibt allein.

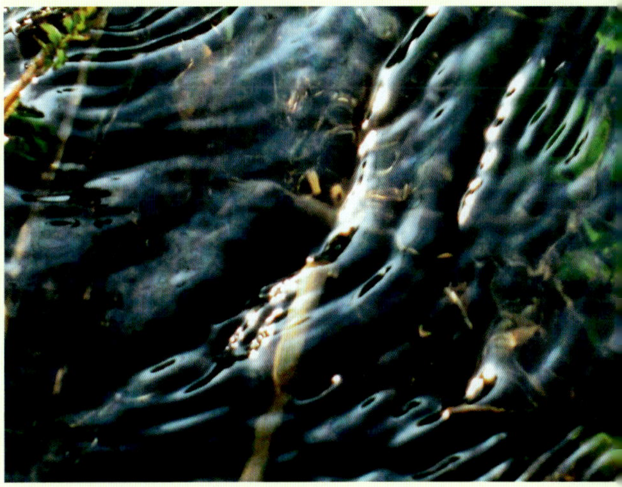

Die vielen Geschichten, die sich um die Weidenfrau, die Salige ranken, haben sicher einen ganz realen Kern. Die weisen Frauen wurden vom Christentum verdrängt. Wenn es in den Sagen heißt, dass sie in den Bergen leben, dass sie unsichtbar waren und sich gelegentlich einem Wanderer, einer verzweifelten Frau, einem verirrten Kind zeigten, so beschreibt das vermutlich ihr zurückgezogenes Leben. Im Einklang, in inniger Verbindung mit der Natur entzogen sie sich der christlichen Lebensweise, den neuen Gesetzen und Tabus. Ihr Gesetz war allein das Gesetz der Natur, die Harmonie zwischen Menschen und allen anderen Wesen der Natur. Ihre Magie besteht darin, das verletzte Gleichgewicht zwischen den Menschen und der Natur zu heilen. Die Saligen bringen den Trost der Pflanzenwelt. Wer ins Grüne fährt, fährt auch zu den Sa-

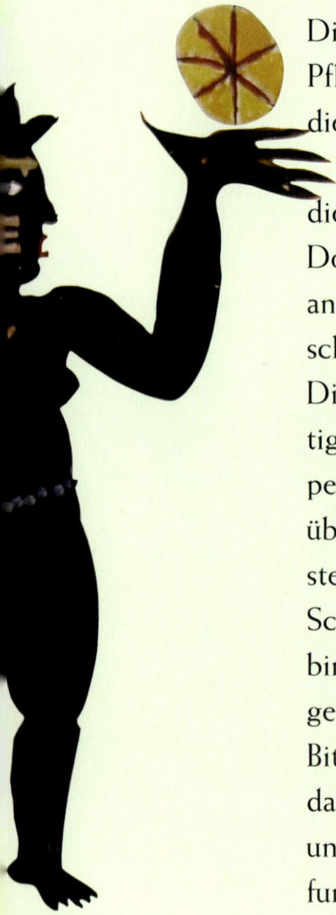

ligen, die nun über den Wiesen, den Weiden, den Gewässern schweben und uns daran erinnern, dass wir ohne die Pflanzenwelt nicht überleben können. Denn zuerst waren die Pflanzen da. In riesigen Wäldern mit bis zu fünfzig Meter hohen Bäumen standen Farne, Lupinen, Schachtelhalme zusammen und arbeiteten an der Atmosphäre der Erde. Sie verschlangen das CO_2 und atmeten Sauerstoff aus. Die Bäume wurden kleiner, die Pflanzenvielfalt wuchs. Die Verbindung zwischen Pflanzen und Menschen war immer eine heilsame. Was wir ausatmen, brauchen die Pflanzen, was sie ausatmen, brauchen wir.

Heute wird nur in linearen Wirkungen gedacht: Weide enthält Salicylsäure, die ist gut gegen Schmerzen, die wird herausgefiltert und als Aspirin verkauft. Doch hilft Aspirin auch der Kreativität? Bringt Aspirin Inspiration? Das Besondere an der Verbindung von Pflanzen und Menschen, am wohltuenden Austausch zwischen der Weide, der Saligen und den Menschen ist die Vielfalt der Wirkungen. Die Kräfte, die der Weide entströmen, hüllen ein, regen die Nerven an, besänftigen den Groll, spielen mit dem Hirn, wandern über die Hautwege zu den Körperflüssen und bringen neue Informationen ein. Das kann Aspirin nicht, das kann überhaupt kein synthetisches Medikament. Die Idee, die hinter einer Tablette steht: Hier ist was kaputt, die Tablette wirkt genau da hin und nimmt sich des Schadens an. Die Tablette repariert. Das kann lebenswichtig sein. Doch die Verbindung zur Pflanze öffnet ein ganzes Universum. Wer mit der Weide in Kontakt geht, wer der Saligen begegnet, erlebt die Vielfalt ihrer Kräfte, ihren Duft, ihre Bitterstoffe, ihre Heilstoffe, ihr Wispern, ihre Wasserströme. In Kontakt gehen – das beschreibt schon, dass die Heilkraft der Weide zu suchen auch zu ihr gehen und ihr zu begegnen bedeutet. Nicht die direkte Wirkung wird gesucht und gefunden, sondern eine freundschaftliche Begegnung mit einem Wesen der uralten Welt, die zu neuen Kräften, aber auch zu neuen Erkenntnissen führt. Wenn ich ein Aspirin nehme, geht, wenn ich Glück habe, der Schmerz weg. Fertig. Gehe ich zur Weidenfrau, sinke ich ein in ihre Welt, in ihre Geschichten, träume mit ihr, atme ihre Kraft ein und Verbrauchtes aus. Komme mit dem Wasser, an/auf dem sie immer steht, ins Fließen, lasse mich treiben, nehme die Botschaften auf, die Pflanzen untereinander austauschen. Ich werde ruhig und heiter, komme in Balance und beginne, die einfache Weisheit der Saligen zu verstehen. Es geht nicht um das spektakuläre Heilmittel, um die sensationelle Wirkung. Es geht um die Verbindung. Geh zur Saligen, atme mit ihr, höre auf ihre Botschaften, lass dich auf ihre Kräfte ein und du erlebst, wie sie den Druck von dir nimmt, wie sie dich umhüllt mit ihrer liebevollen Ausstrahlung.

Als wir Kinder waren, waren wir ihr nahe. Wir kauten an ihren Ästen und nahmen ihre heilende Kraft auf. Kein Aspirin, kein Ritalin, kein Valium vergiftete uns. Wer den Kindern die Nähe zur Natur nimmt, beraubt sie einer heilenden, stärkenden Kraft, die den erwachsenen Menschen später fehlt. Doch wir können wieder zur Saligen, zur Weidenfrau gehen. Denn es ist nie zu spät, die Verbindungen wieder neu zu knüpfen, es ist nie zu spät für eine glückliche Kindheit.

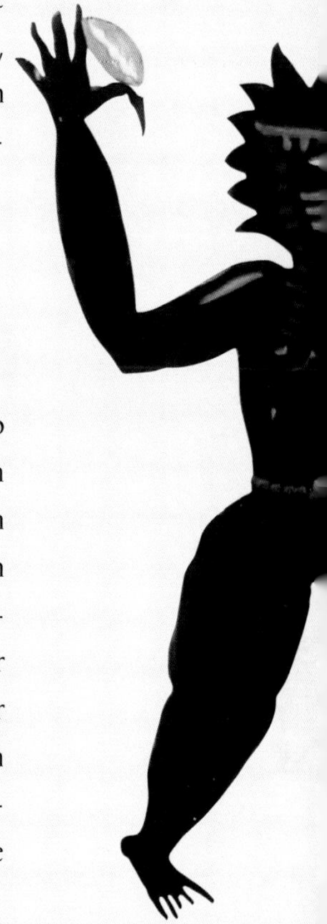

Weidenhaus

Die Weide kann sich überall und mit all ihren Trieben verwurzeln. Deshalb können Weidenzweige geschnitten werden und neu austreiben. So kann man zum Beispiel ein Weidenhaus für Kinder, eine Meditationshütte errichten. Am besten schneidet man lange gerade Zweige und steckt sie mit dem Kopf nach unten in die Erde. Die oberen Enden können entweder zusammengebunden werden, sodass sich eine Art Zeltkonstruktion ergibt. Die Zweige können auch zu einer Rundform verbunden werden. Nach einiger Zeit fangen die Zweige an, Blätter und Triebe wachsen zu lassen. Jetzt wird aus dem Zelt/der Hütte ein Heilhaus. In einem Weidenhaus zu sitzen und zu träumen bringt nicht nur ungewöhnliche Impulse und Ideen, sondern heilende Energie. Zu sehen ist so eine Weidenhütte zum Beispiel in der Blumenschule in Schongau in Bayern.

Weidenrindensud

Wer an Ausschlägen und Hautirritationen leidet, kann einen Weidenzweig schneiden, die Rinde abschälen, den Zweig in kleine Stücke schneiden und mit etwa einem Liter Wasser einen Tag und eine Nacht stehen lassen. Das Wasser wird idealerweise von dort geholt, wo die Weide steht. Das Weidenwasser wird abgeseiht. Eine Mullwindel wird in den Sud getaucht und als Umschlag auf die irritierte oder kranke Haut gelegt. Etwa eine halbe Stunde einwirken lassen. Auch gesunde Haut kann gelegentlich eine Weidenkur vertragen. Wer's verträgt, kann vorher die Haut mit einer Bürste anregen. Niemals darf wunde Haut gebürstet werden.

Die Ahnin

Wenn es auch nicht in allen Kulturen Göttinnen gibt, so werden doch in jeder Kultur die Vorfahren, die Ahninnen und Ahnen, geehrt. Die Pygmäen Zentralafrikas zum Beispiel haben keine Religion, verehren keine Gottheiten und glauben an nichts außer an die Vegetation und ihre AhnInnen. Sie sprechen, singen und tanzen mit den Pflanzen und ehren die, die vor ihnen da waren, mit kleinen geflochtenen Gebilden und Körperschmuck. Im Alpenraum werden nach wie vor die AhnInnen verehrt, die nichts anderes sind als die Heiligen, die Vorfahren, die besondere Fähigkeiten hatten und ein besonders gutes Leben lebten. Oder auch die AhnInnen, die Dinge bewirkten, erfanden, Familien gründeten, Projekte starteten, Heilkräfte hatten. Sie werden Ahndl, Wabn genannt, doch auch Bezeichnungen wie »die Huber Großmutter« weisen auf so eine Ahnin hin, die besonders geehrt wird. Die Ahnin ist eine Art Urmutter. Sie erfährt keine göttliche Überhöhung, ist aber geschätzt und geehrt und wird zu Hilfe gerufen, wenn ein Problem nicht gelöst werden kann.

In Bauernhäusern gibt es fast immer eine Ecke, in der ein Foto von den FamilienahnInnen aufgestellt und mit einem Teelicht beleuchtet wird. Ursprünglich entwickelt sich jede Göttinnen- und Göttervorstellung aus denen, die vor uns da waren. Weil sie gestorben sind, doch vorher auf der Erde gelebt haben, wissen sie mehr als wir und können sich dennoch in unsere Situation versetzen. Sie haben ja selbst einmal all diese Probleme gehabt. Wer Heilige oder Vorfahren um Hilfe

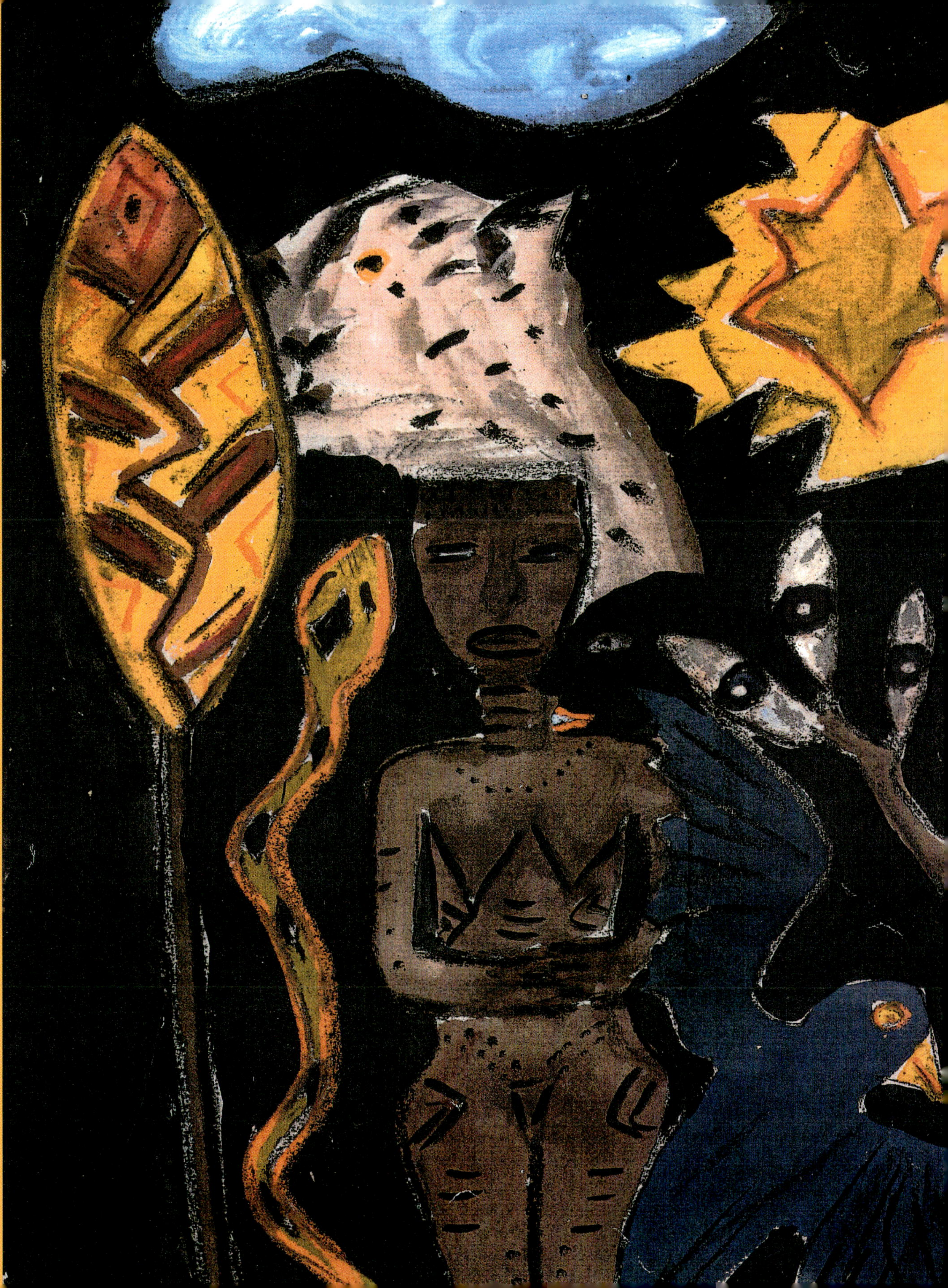

bittet, reiht sich ein in die AhnInnenfolge: Vor mir waren schon Mütter, nach mir werden Mütter kommen. Ich bin Teil dieses Kreises.

Für mich geht die AhnInnen-Verehrung weit über die eigene Familie hinaus. Wir stammen ja alle von derselben Urmutter ab. Bis heute wissen wir, dass alle Menschen auf der Erde von Lucy aus dem afrikanischen Graben stammen. Vielleicht wird man eines Tages noch tiefer zurück in die Zeit gehen und noch andere Ahninnen entdecken. Besonders interessant finde ich an dieser neueren Forschung, dass sie uns zeigt: Das Konzept der Immigration ist in unserem Körper verankert. Denn an jedem Zellkernrand sitzen die Mitochondrien, die die Zelle

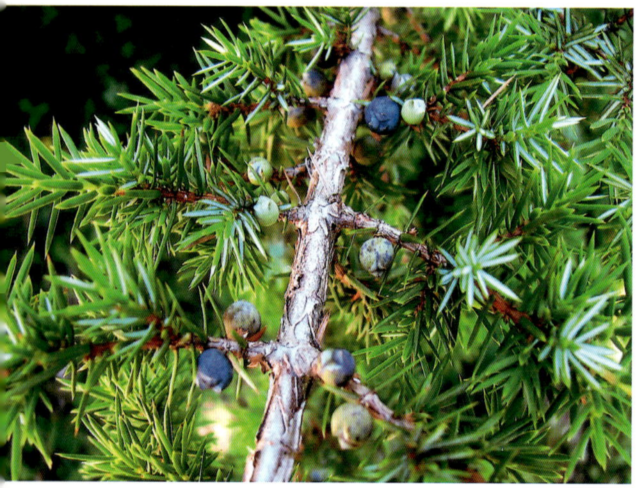

mit Sauerstoff versorgen. Fremdarbeiterinnen sozusagen, die mit den Zellen eine Symbiose eingehen. Die Zellen sind von ihrer Arbeit abhängig und ernähren dafür die Mitochondrien. Das Interessante daran ist: Die Zelle hat ihre Erbinformation, doch die Mitochondrie bringt ihre eigene mit, die allerdings nur im Körper von Frauen aktiv bleibt und von Mutter zu Tochter weitergegeben wird. Es gibt also einen Geschichtsfaden im Körper, der eigenständig aufgespult wird. Die Mitochondrie wird zur Ahnin, zur Überbringerin von Wissen, ja von Weisheit, zur Lehrerin für Integration und Austausch. In die Weisheit der Mitochondrien einzutauchen heißt, Verbindungen aufzunehmen, die Angst vor dem Unbekannten zu verlieren, weil das Unbekannte schon die ganze Zeit Teil von uns ist.

Die Urmutter führt uns in den Kreislauf des Lebens und des Todes, sie ist der Schlüssel zur Erneuerung. Zum Erscheinen, Verschwinden und Wiedererscheinen. Sie ist immer Teil von uns, weil sie ihre Weisheit weitergibt und in uns lebendig hält.

Die Pflanzen, die in vielen Kulturen, zum Beispiel bei den First Nations in Amerika, aber auch bei uns im Alpenraum, die Ahnin verkörpern, sind Wacholder und Salbei. Salbei, Sage bei den amerikanischen Ureinwohnern, wächst fast überall auf der nördlichen Halbkugel der Erde. Und wo Salbei wächst, schätzen die Menschen die Heilwirkung und den heiligen Rauch. Salbei enthält starke ätherische Öle und wird besonders gern zum Räuchern verwendet. Dazu werden die Salbeistängel geschnitten, mit einem Baumwollfaden eng zusammengebunden und kopfüber aufgehängt. Wenn sie ganz dürr sind, können sie angezündet werden und glimmen dann vor sich hin, während sie guten Duft verbreiten.

Wacholder ist die Verbindung zu den AhnInnen im Himalaya, in den Alpenländern, im Norden. Der Wacholderbusch selbst gilt ähnlich wie der Hollerbusch als die Ahnmutter und wird nicht einfach geschnitten. Wer Zweige zum Räuchern oder Beeren will, muss sich mit der Wacholdermutter in Verbindung setzen, muss sich auf die Wanderschaft machen und die Urahnin um Hilfe bitten.

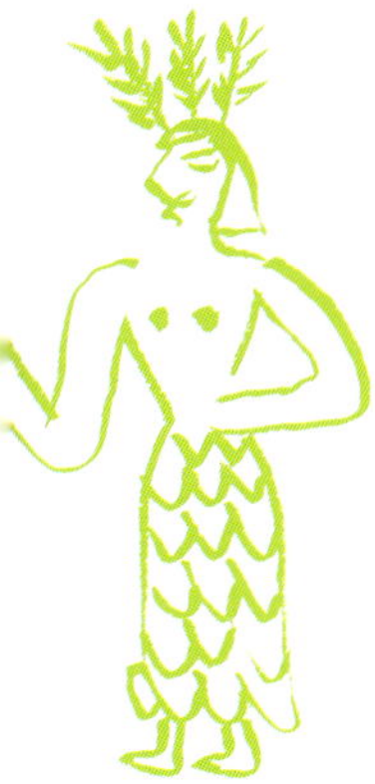

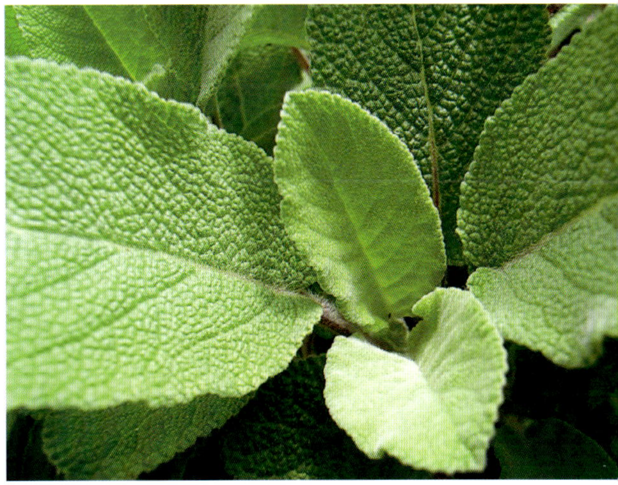

Ahninnenaltar

Richte dir in einer Ecke deines Zimmers, deiner Wohnung, deines Gartens einen Ort ein, in dem du die ehrst, die vor dir da waren. Finde Symbole, die die Urmutter verkörpern können, vielleicht möchtest du Fotos oder Bilder von Frauen aufstellen, von denen du gelernt hast. Wie gesagt, kommt es nicht auf die direkte Verwandtschaft an, sondern auf die innere Verbindung. Vielleicht möchtest du ein Heft anlegen, in das du die Namen der Frauen schreibst, die du besonders verehrst, die etwas in ihrem Leben verwirklicht haben, was du wichtig findest. Dazu musst du dich auf die Spur der Frauen, auf die Spur der Ahninnen, auf deine eigene Geschichtsspur machen, recherchieren, Namen und Lebensgeschichten herausfinden, dir von Frauen erzählen lassen. Männer können natürlich genauso die Ahnin, die Urmutter feiern, aber vielleicht ist es für Männer sogar noch wichtiger, eine Linie von verehrten männlichen Ahnen zu finden.

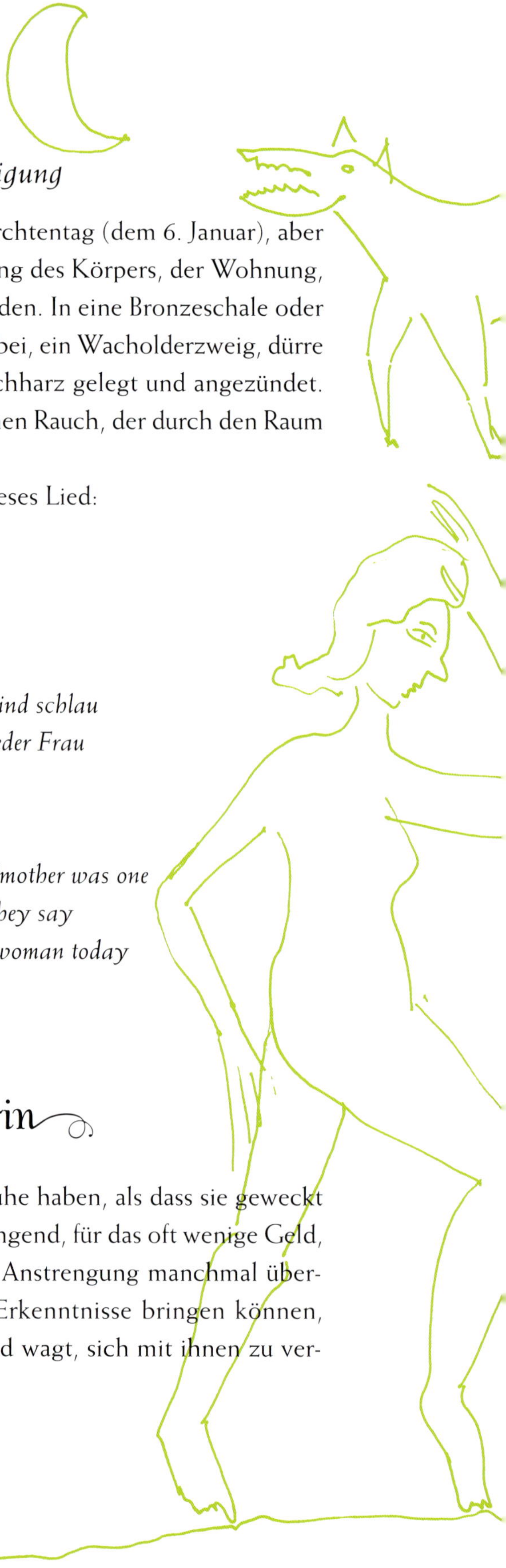

Räucherung zur Reinigung

Diese Räucherung kann an Halloween, am Perchtentag (dem 6. Januar), aber auch an jedem anderen Tag, an dem eine Reinigung des Körpers, der Wohnung, des Hauses oder des Stalls nötig ist, gemacht werden. In eine Bronzeschale oder eine große Muschelschale wird sehr trockener Salbei, ein Wacholderzweig, dürre Lorbeerblätter und etwas Benzoe- oder Weihrauchharz gelegt und angezündet. Die schwelenden Kräuter und Harze erzeugen einen Rauch, der durch den Raum oder das Haus/den Stall getragen wird.

Dazu kann gesungen werden. Zum Beispiel dieses Lied:

Wer sind die Hexen
kennst du denn keine
vielleicht war deine
Großmutter eine
Hexen sind stark und Hexen sind schlau
etwas von ner Hexe steckt in jeder Frau

Who are the witches
where do they come from
maybe your great great grandmother was one
witches are wise wise women they say
there's a lot of witch in every woman today

Die Erweckerin

Man hört von Menschen eher, dass sie ihre Ruhe haben, als dass sie geweckt und erfrischt werden wollen. Das Leben ist anstrengend, für das oft wenige Geld, das verdient wird, ist der Aufwand zu groß, die Anstrengung manchmal überwältigend. Die Hilfsgeister, die jetzt wichtige Erkenntnisse bringen können, haben einen so schlechten Ruf, dass kaum jemand wagt, sich mit ihnen zu verbünden. Die Ganggerl, weibliche Dämoninnen, die zu keiner Zeit domestiziert oder gebrochen wurden, gelten in der Volksmeinung als Teufel. Auch die Truden sind gefürchtet, vermutlich, weil ihnen brave, angepasste Hausfrauen ein Gräuel sind. Es kommt vor, dass sie nachts auf diese ordentlichen ängstlichen Frauen aufspringen und sie drücken. Das wird das »Truddrucken« genannt, der Albdruck, die Bedrängnis.

Auch die Fänggen, die wilden Geisterfrauen der Schweizer Berge, haben keinen besonders guten Ruf. Und so kenne ich auch keine einzige Frau, die in einem Ritual jemals Ganggerl, Truden und Fänggen rufen will. Die Angst vor ihrer wilden Kraft ist zu groß. Zu Unrecht, wie ich erfahren habe. Diese wilden Geisterfrauen aus den Bergen sind zwar nicht domestizierbar, sie lassen sich mit Opfergaben nicht gefügig machen, sie stehen auch den Menschen nicht gern mit Rat und Hilfe zur Seite, doch wer sich mit ihnen befreundet, kann wundervolle wilde Abenteuer erleben und erfahren, dass sie unberechenbare, stürmische und doch treue Freundinnen werden, wenn eine ihre Kraft aushält. Sie beschwichtigen nicht, sie rütteln auf, fordern heraus, provozieren. Wer klagt und weint, begegnet ihnen nicht. Steh mit beiden Füßen auf der Erde! Sammle deine Kräfte, anstatt dich zu beklagen. Konzentriere deine Gedanken und verbünde dich mit den Urkräften der Erde! Das ist ihre Botschaft. Lass dich nicht fangen, zähmen, unterdrücken, brechen. Steh auf für deine eigenen Bedürfnisse! Beklage dich nicht! Lerne aus deinen Fehlern und verzeih sie dir.

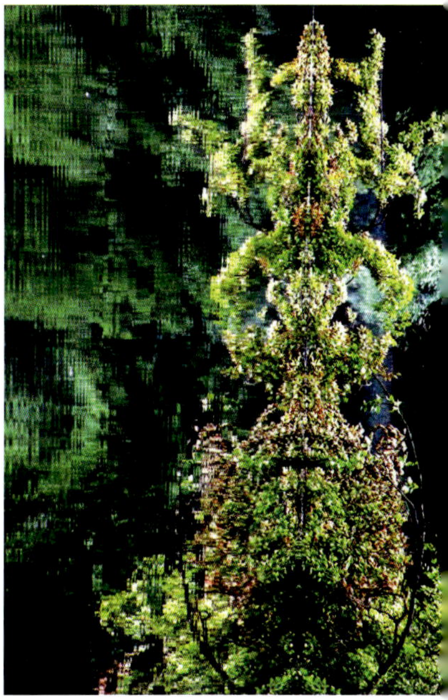

Die Pflanzen, die diese wilde Kraft erwecken und nähren, sind Löwenzahn und Thymian.

Löwenzahn ist eine der ersten Pflanzen, die im Frühjahr aus der Erde steigt. Ihre jungen Blätter sind voll von Bitterstoffen, die den wintermüden Körper aufrütteln, wecken, stärken. Wie alle mächtigen Pflanzenheilerinnen gilt Löwenzahn als Unkraut, wächst fast überall, kann stickstoffreichen Boden verkraften wie die Brennnessel oder Artemisia, ist praktisch nicht auszurotten und verbreitet sich ohne Scheu überall. Von Löwenzahn lernen wir, nicht zu bescheiden zu sein, uns nicht immer zurückzunehmen. Warum sollen wir unauffällig, angenehm, hilfreich, nützlich sein? Wer nützlich ist, wird benutzt. Wer stört, wird natürlich gern verdrängt. An dieser Schnittstelle zwischen eigenmächtig und dennoch gesellig bringt die wilde Kraft von Löwenzahn den nötigen Mut, die nötige Körperkraft, um Eigenmacht auszuhalten. Um das nötige Machtwort zur richtigen Zeit zu sprechen.

Thymian kennen wir meistens nur in Form von verdorrten Blattfragmenten, die bestrahlt und in kleine runde Dosen abgefüllt wurden. Es wird Zeit, den wilden Thymian in der Natur kennenzulernen. Gern wächst er auf steinigem Gelände, in den Bergen, eng an die Erde geschmiegt. Die zartrosa bis violetten Blüten zeigen, wo wir Thymian finden können. Wie Löwenzahn hat auch Thymian die wertvollen Bitterstoffe, die den Körper auf neue Art anregen, informieren und heilen können. Übersäuert und übersüßt taumeln unsere Körper im Junkfoodrausch dahin, bis sie den Bitterstoffen der Pflanzen begegnen. Jetzt fängt das wirkliche Leben an. Die köstliche Kraft aus der Wildnis fährt in alle Zellen und erinnert sie daran, dass es ein Leben jenseits von Sehnsucht, Rausch, Überfluss und Mangel gibt.

Löwenzahnsalat

Dem Salatgenuss geht ein Spaziergang voraus. Jetzt ist es besonders wichtig, eine Wiese zu kennen, die nicht gedüngt, nicht mit Giften besprüht wird. Gesammelt werden die kleinsten Blätter, die aus der Erde hervorkommen. Löwenzahnblätter sind leicht zu erkennen an ihrer gezackten Form. Die Blätter werden nur einmal kurz abgewaschen und auf einem Küchentuch getrocknet. Mit etwas Olivenöl und Zitrone beträufeln und mit einer Kresseblüte servieren. Die Kresseblüte kann mitgegessen werden, wenn sie an einem Ort gewachsen ist, wo kaum Autoverkehr ist. Kresse gibt zu den Bitterstoffen des Löwenzahns noch das natürliche Antibiotikum dazu.

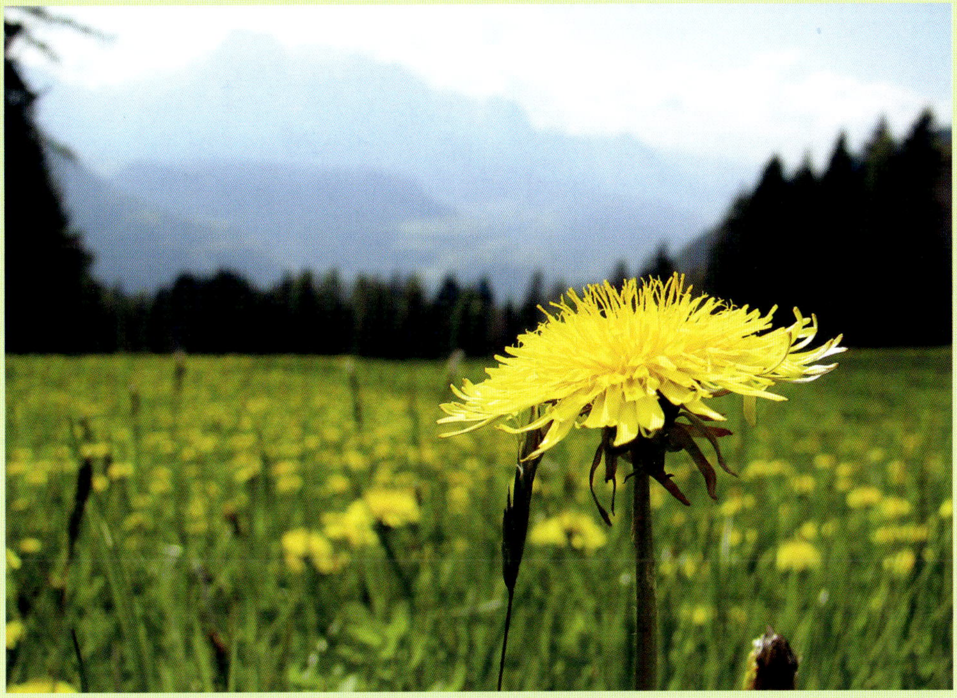

Thymianwanderung

Fast überall in den bayerischen, österreichischen und Schweizer Bergen, aber auch im Flachland und oft in Kräutergärten wächst Thymian. An einem Wochenende kann also der Thymian in seiner natürlichen Umgebung besucht werden. Man nimmt sich eine Unterlage mit und legt sich zu den Thymianpflanzen, schließt die Augen und beginnt, den Duft einzuatmen. Der Duft ist die Sprache. Ruhig werden, einsinken, wahrnehmen. Nun begleitet man den Duft der Thymianpflanzen durch den Körper. Wie strömt er ein? Wo ist er spürbar? Wie reagiert der Körper darauf? Schließlich zwickt man ein Blatt ab und legt es auf die Zunge. Der Geschmack breitet sich aus, wo ist er spürbar, welche Gefühle erzeugt er? Welche Bilder steigen auf? Zum Schluss bedankt und verabschiedet man sich von der Pflanze und weiß, ob man noch etwas davon mitnehmen darf.

Die nährende Mutter

Im Frühling erwacht sie. Sie dehnt und streckt sich, lässt Wildwasser ihren Körper umspielen, sie schmückt sich und tanzt mit den ersten Blüten. Sie hütet die Schmetterlinge und die Bienen. In der griechischen Mythologie heißt sie Melissa, die Bienengöttin. Ohne sie gibt es kein Leben, keine Nahrung für Tiere und Menschen. Melissa behütet die Bienen, denen heute kaum Aufmerksamkeit geschenkt wird. Was sind Bienen im Vergleich zu Geld! Doch wenn Blüten nicht mehr bestäubt werden, gibt es keine Früchte mehr und wir verhungern. Daran wird alles Geld und aller Luxus nichts ändern.

In den matriarchalen Kulturen von Malta und Kreta bis Mykene finden wir Bienendarstellungen. In den Erzählungen der amerikanischen UreinwohnerInnen hat die Schmetterlingsfrau die Bedeutung der Bienengöttin. Sie träumt alles, was es auf der Erde gibt, und wenn sie schlimme Träume hat, gibt es auf der Welt Hungersnot, Krankheit, Katastrophen. Schlimme Träume hat sie, wenn die Menschen alles zerstören und einander bekämpfen. Die Menschen sind also Auslöser der Qualen, die nicht nur sie selbst, sondern auch alle anderen Lebewesen erleiden müssen.

Auch Donna Kenina, die Vegetationsgöttin aus Südtirol, ist für die Früchte der Natur zuständig. Den ganzen Winter schläft sie, ihre Zeit bemisst sie in Schönheit. Sie lebt nur in der Zeit der Fülle. Wenn die Natur karg wird, schläft sie. Einmal hat sich ein Hirte in die wunderschöne Donna Kenina verliebt. Sie nahm ihn mit in ihr Reich. Einen Sommer lang feierten sie die Schönheit und den Reichtum der Natur. Dann legten sie sich schlafen. Dem Hirten erschien es wie ein Tag und eine Nacht. Als sie erwachten, blühte die Natur auf, erstrahlte in allen Farben, bot Früchte, Nüsse und Nahrung in Hülle und Fülle. Und wieder legten sie sich schlafen. Der Hirte aber begann, sich nach Menschen zu sehnen, und bat Donna Kenina, dass sie ihn in sein Dorf begleiten möge, weil er sich nicht mehr erinnerte, wie er dorthin kommen sollte. Sie erfüllte ihm seinen Wunsch, doch das Dorf war zerfallen, die Menschen gab es nicht mehr. Was ihm wie wenige Tage erschien, waren in Wirklichkeit unzählige Jahre, die er fort gewesen war.

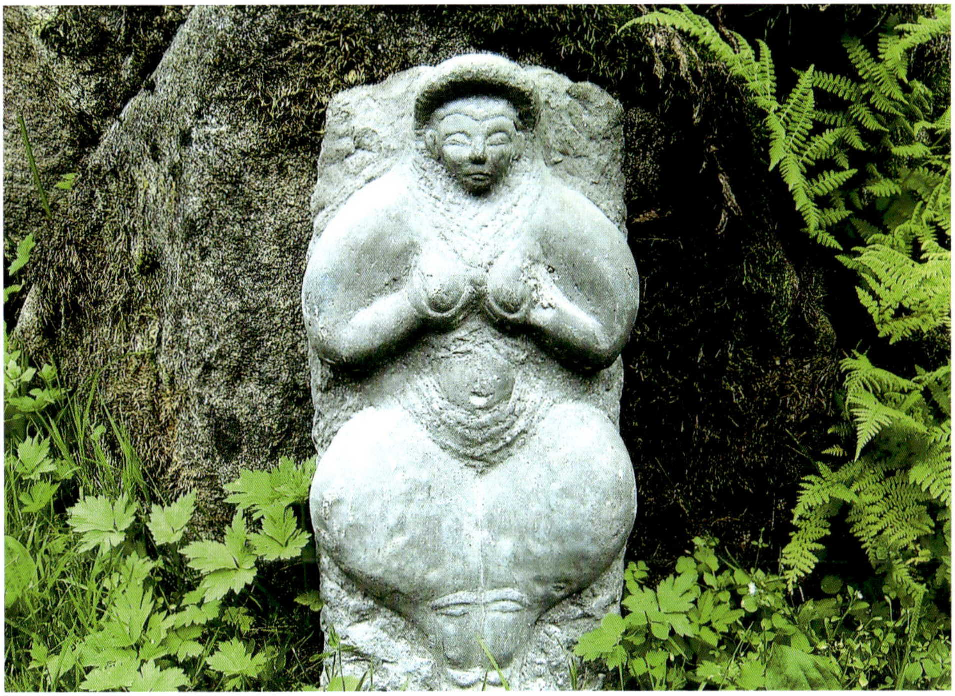

Bemerkenswert an den Mythen der Fülle ist, dass Luxus und Fülle als Nahrung und Schönheit definiert werden, nicht als irdischer Reichtum. Königsmacht oder prunkvolle Schlösser spielen keine Rolle, wenn es um Glück geht. Denn das einzige Glück liegt in gesunder frischer Nahrung, gutem Wasser, sauberer Luft. Wer keinen Mangel daran leidet, versteht das nicht, jagt anderen Werten nach, die scheinbar erstrebenswerter sind. Doch die Gefahr liegt darin, dass wir zu spät erkennen, wie lebenswichtig Nahrung, Wasser und Luft sind. Wenn alles vergiftet und asphaltiert wurde, dass nichts mehr wächst, wenn Bienen und Schmetterlinge aufgegeben haben, die Blüten zu bestäuben, wenn das Wasser nicht mehr trinkbar ist und die Luft nicht mehr genau die Zusammensetzung hat, die wir brauchen, um zu überleben, wird kein Klagen helfen.

Schon jetzt kaufen die Menschen ihre Nahrung hauptsächlich in Supermärkten. Was auf Bäumen oder Sträuchern wächst, wird ignoriert. Äpfel und Birnen verfaulen, während Obst, das der Euronorm entspricht, in den Geschäften aufgebahrt ist wie Plastikspielzeug. Noch schenkt uns die Natur köstliche reine Nahrung im Überfluss. Im Frühsommer Walderdbeeren, im Sommer Himbeeren, Walnüsse, Brombeeren, im Herbst Äpfel, Birnen, Zwetschgen, Haselnüsse, Schlehen, Berberitzen, Wacholderbeeren. Köstlich schmecken die Früchte und Nüsse der Wildnis, kein Gift, keine Bestrahlung hat sie zerstört, keine Norm schleift sie. Unbemerkt gedeihen sie im Reich der Donna Kenina. Auch Habondia, die römische Göttin der Fülle, wacht über das Reich der Früchte, Beeren, der Nahrung für Menschen und Tiere. Habondia wurde am Herd oder im Hain verehrt. Was heute bei uns als Erntedankfest gefeiert wird, war vielleicht ein Fest der Habondia, bei der die Mutter der Fülle gerufen und geehrt wurde.

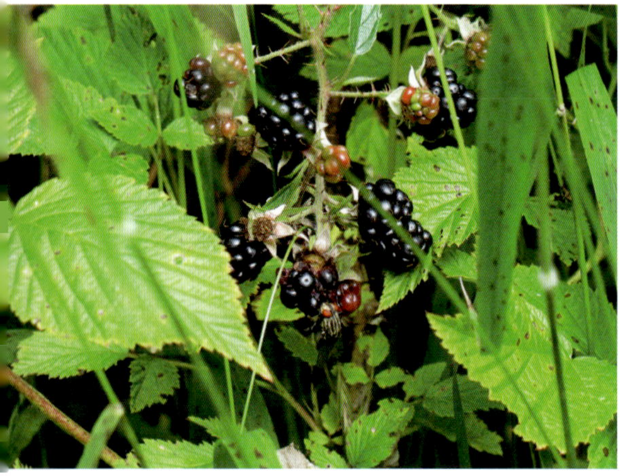

Fest für Habondia

Alle Teilnehmenden schmücken und bekränzen sich mit buntem Laub, Zweigen, Blättern und bilden einen Kreis. In der Kreismitte können Früchte, Gemüse, Getreidegaben liegen. Eine nach der anderen geht in die Mitte und bedankt sich für etwas, das gutgetan hat, das ihr geholfen hat, für Nahrung und Schutz. Zum Schluss wird der Kreis gelöst und die Gaben aus der Mitte können gekocht, zubereitet und verzehrt werden. Über Nacht sollte etwas Getreidebrei und Obst für Tiere und andere Wesen hinausgestellt werden, in den Garten, an ein Ufer oder in eine Wiese.

Magisches Picknick

Wenn Himbeeren oder Brombeeren und Haselnüsse reif sind, wird ein magisches Picknick angesetzt. Alle Teilnehmenden schwirren aus, um Früchte und Nüsse zu sammeln. Ein Haselstab, der auf dem Boden gefunden wurde, wird zum Redestab. Während Nüsse und Früchte und mitgebrachte Köstlichkeiten verzehrt werden, wandert der Stab einmal im Kreis herum und jede Person erzählt ein Erlebnis mit einem Wesen der Natur. Dann wandert der Haselzweig zurück: die Person, die beginnt, schlägt ihre Nachbarin/ihren Nachbarn zur Linken mit dem Zweig leicht auf den Rücken und ruft dazu einen Wunsch, zum Beispiel Lebenskraft, Glück, Heilung usw. Der Zweig geht ganz im Kreis herum wieder zum Anfang.

Die Lichtbringerin

Wenn die dunkle Zeit kommt, in der die Sonne oft lange Zeit verborgen ist, sehnen wir uns nach Licht und Wärme. In der Welt der Kelten begann jetzt die Zeit der Luzia. Sie ist die Lichtbringerin, die gütige Feuerfrau, die tröstet und wärmt. In Schweden wird sie noch heute mit einem Kränzchen aus Zweigen und mit Kerzen auf dem Kopf dargestellt und gefeiert. Geschmückt ist sie mit Mistelzweigen und Efeu. Zum einen sicher, weil das die Pflanzen sind, die im Winter noch wachsen, doch verkörpern diese beiden Pflanzen auch den dunklen Aspekt, der mit dem Licht kommt.

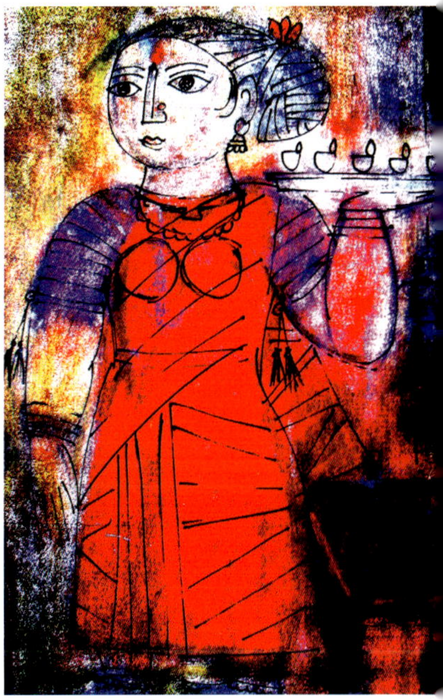

Misteln wohnen an der Grenze zwischen Leben und Tod. Sie zeigen an, wo die Lebenskraft schwach ist. Menschen holen sie zu Hilfe, wenn tödliche Krankheiten den Körper angreifen. Misteln werden in der alternativen Medizin heute gern als Krebstherapie eingesetzt. Das Fieber, das sie im Körper auslösen, soll die wuchernden Zellen verbrennen. Doch ist der Körper zu schwach, hilft die anregende Wirkung der Mistel nicht. Dann wird sie zur Begleiterin in den Tod. Ihre Kraft tanzt auf der Grenze zwischen Licht und Schatten, zwischen Leben und Tod, zwischen Lebenskraft und Hingabe an die Auflösung. Vermutlich wegen dieser Fähigkeit, sowohl das Licht als auch die Dunkelheit zu verkörpern, wurde Luzia im Christentum diffamiert und ihre Kraft ins

Zerstörerische verdreht. Plötzlich war Luzia nicht mehr die Lichtbringerin, sondern wurde zum Beispiel in Niederbayern zur blutigen Lutzl, die »Kinder frisst«. Das wird mächtigen Göttinnen gern nachgesagt, um die Menschen davon abzuhalten, sie zu verehren. Auch Luzifer hat die Silbe »luz« im Namen. Aus der Lichtgestalt wird der Vernichter.

Die Mistel ist die heiligste Pflanze der Kelten. Dass sich in England Liebende unter Mistelzweigen küssen, um miteinander glücklich zu werden, geht auf die keltische Überzeugung zurück, dass Misteln eine erhellende, heilende Wirkung auf Menschen haben.

Zwar hat sich auch bei uns der Brauch schon durchgesetzt, Misteln an die Haustür zu hängen, um den Haussegen zu fördern, doch werden Misteln auf Bäumen als Zeichen des Absterbens nicht gern gesehen.

Auch Efeu, das immergrüne Gewächs, das im Winter so grün leuchtet, gehört in diesen Licht/Dunkelheit-Mythos. Efeu symbolisiert heute Tod und Vergehen, wächst gern an schattigen Orten und wird auf Friedhöfen angepflanzt. Es ist jedoch auch ein mächtiges Heilmittel für all jene Krankheiten, die besonders im Mittelalter in Europa die Menschen massenhaft dahinrafften: für Lungenkrankheiten, Schwindsucht, Bronchitis.

Auch die keltische Feuergöttin Brigid wird an Lichtmess gefeiert und gerufen. Sie ist die Göttin des Lichts und des Feuers, sie bringt das Licht wieder zurück, das in der dunklen Zeit so schmerzlich vermisst wurde. Bride, Brigid, Brigit kommt mit Misteln geschmückt und bringt die Heilkraft der feurigen Ermunterung. Mistelzweige schmücken die Haare im Brigid-Ritual und die Mistelzweige, die das Haus übers Jahr beschützt haben, werden im Lichtmess-Feuer verbrannt.

Ritual für Luzia

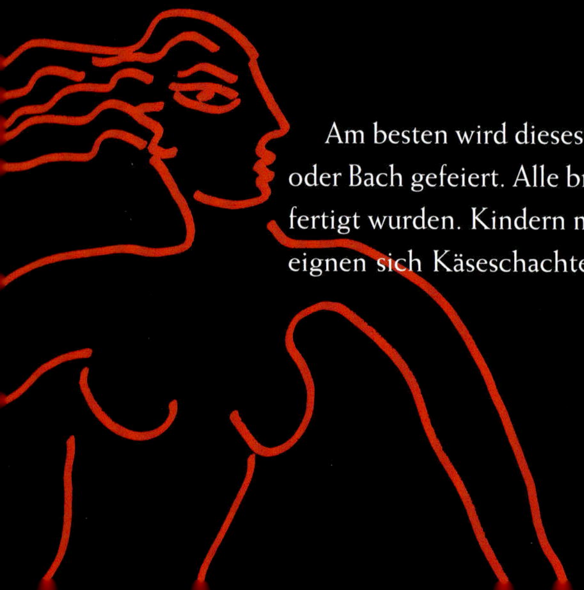

Am besten wird dieses Ritual am 13. Dezember, am Luzientag, an einem Fluss oder Bach gefeiert. Alle bringen kleine Schiffchen mit, die vorher gemeinsam gefertigt wurden. Kindern macht dieses Ritual besonders viel Spaß. Als Schiffchen eignen sich Käseschachteln oder gefaltete Schifflein aus starker Pappe, die mit

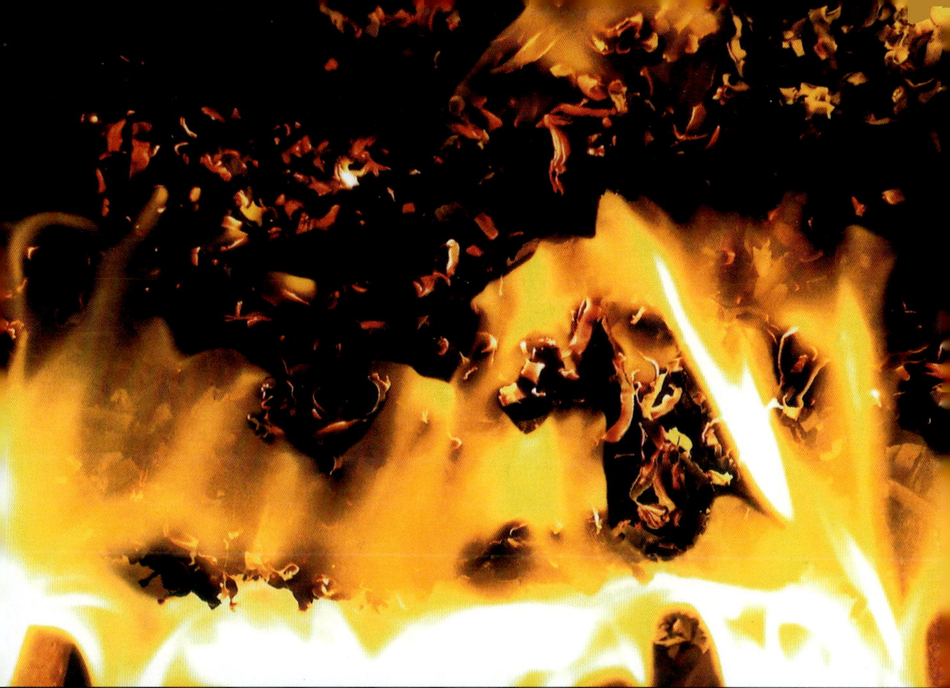

Wachs beträufelt wird, um dem Wasser standzuhalten. In diese Schiffchen kommen kleine Bienenwachskerzen, Blüten, Nüsse – alle möglichen schönen Dinge die aber abbaubar sein sollen, um das Wasser nicht zu belasten. Alle schmücken sich, versammeln sich am Wasser. Die Kerzen werden angezündet und mit jedem Schiffchen werden gute Wünsche losgeschickt. In Indien gibt es dieses Ritual für die Göttin Ganga, die Hüterin des Ganges. Die Schiffchen bestehen aus Pflanzenblättern, die mit Blüten und Kerzen geschmückt werden. Entlang dem Ganges gibt es jeden Abend Pujas, also Feste für Ganga. Diese Feste stärken die Gemeinschaften und verzaubern die Menschen.

Ritual für Brigid

An Lichtmess (am 2. Februar) wird ein Feuer angezündet. Möglichst wenig Zeitung und Papier soll in diesem Feuer verbrennen. Günstiger ist es, das Feuer mit ökologischen Stäbchen aus Harz und Bienenwachs zu entzünden, damit später die Asche als Heilasche verwendet werden kann. Alle bilden einen Kreis ums Feuer und rufen Brigid und Wachstum, Heilung und alle schönen Kräfte, die den Teilnehmenden so einfallen. Wünsche können ins Feuer gesprochen werden. Wenn das Feuer niederbrennt, können aus der Glut Orakel gelesen werden. Das muss man nicht können oder gelernt haben. Assoziationen tauchen auf und werden formuliert. Der Kreis kann gelöst werden, indem sich alle die Hand geben, »So sei es« rufen und die Hände wieder lösen.

Heilasche

Später kann die Asche als Heilasche verwendet werden. Jede/r holt sich etwas davon in ein Beutelchen. Heilasche ist ein wunderbares Mittel bei Magen- und Darmbeschwerden. Eine Messerspitze davon geschluckt, reicht aus. Etwas von der Heilasche mit Olivenöl vermischt, auf Hautirritationen oder Allergien kann diese besänftigen. Eine Maske aus Olivenöl mit Asche entgiftet die Haut und glättet sie. Heilasche kann auch ohne Ritualfeuer hergestellt werden. Dürre Rosmarinzweige oder Salbei werden in einem Teller ohne weitere Zutaten angezündet und zu Asche verbrannt, die dann mit einem Stößel verrieben und in einem gefalteten Papier aufbewahrt werden kann. Eine Prise davon genommen, heilt übrigens auch Durchfallerkrankungen in tropischen Ländern.

Meditation mit Efeu

Ich würde aus Efeu keine Heilmittel herstellen. Falls ich Efeu innerlich verwenden wollte, würde ich eine homöopathische Verdünnung wählen. Doch hat sich für mich das Gespräch mit Efeu als heilend und bestärkend bewährt. Ich setze mich an einen Ort, an dem viel Efeu wächst. Oft sind das Friedhöfe, die auch wegen ihre Ruhe und Friedlichkeit eine gute Atmosphäre bieten. Ich konzentriere mich auf die Form der Efeublätter, nehme den schwachen Duft auf,

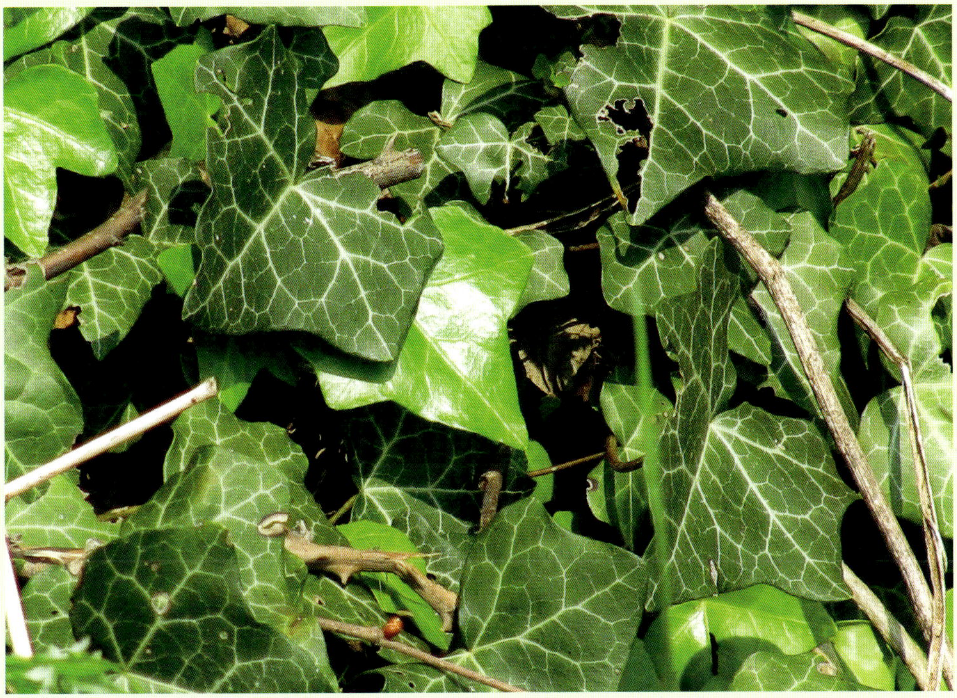

gleite ins dunkle Grün und schließe die Augen. Ich atme besonders bewusst, konzentriere mich auf den Ausatem und atme so lange aus, bis der Körper sich den Einatem ganz von selbst holt. Ich lasse mich von Efeu berühren, nehme die Bilder wahr, die aufsteigen, und lasse sie wieder los. Ich steuere nichts, frage nichts, will nichts, nehme einfach wahr. Dann tauche ich langsam wieder auf und bedanke mich beim Efeu. Manchmal nehme ich einen Efeuzweig mit und setze ihn zu Hause in Wasser an. Nach einiger Zeit treibt er Wurzeln und ich pflanze ihn in meiner Umgebung ein, entweder im Hof oder auf dem Küchenbalkon, der kaum Sonne hat. Die Begegnung mit Efeu ist immer auch ein Bewusstwerden über die eigene Sterblichkeit und Endlichkeit. Wer den Tod mit ins Leben nimmt, kann frei und unbeschwert leben.

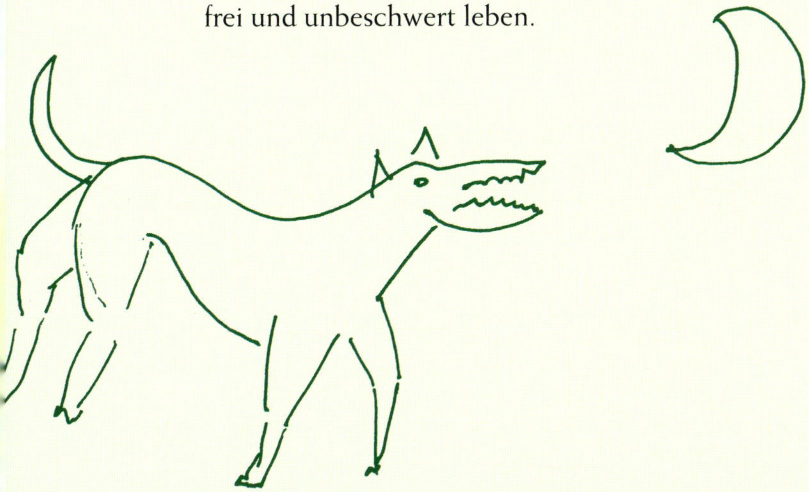

Die Meermutter

Der Ursprung, die Heimat aller Menschen, aller Lebewesen auf der Erde ist das Meer. Das Meer bedeckte einmal den ganzen Planeten, bevor sich Teile von Festland, Inseln, Kontinenten bildeten. Das Meer, unsere Mutter, ist zugleich Heilort, Nahrung, Glück für uns. Die Meerluft heilt unsere Lungen, das Meerwasser tut der Haut gut, doch das Wundervollste, Geheimnisvollste aus dem Meer sind die Algen. Sie gelten wie so viele Pflanzen als »Unkraut«, einige Algenarten werden sogar als Bedrohung bezeichnet.

Algen sind eigentlich unsterblich. Sie werden an Land geschwemmt, trocknen aus, werden hart und brüchig. Doch sobald sie wieder mit Wasser in Berührung kommen, leben sie, egal wie lang sie vom Meerwasser getrennt waren. Sie erinnern sich sozusagen immer an das Meer, auch wenn sie, in Plastik verpackt, im orientalischen Supermarkt, oder in Büchsen abgefüllt, als Tabletten oder Pulver in Wellnessoasen verkauft werden. Algen sind vollkommene Urgeschöpfe. In ihnen bleiben Mineralstoffe, Spurenelemente und feinste Botschaften immer erhalten. Deshalb sind sie mittlerweile in der Heilkunde unverzichtbar. Wer sich viel von Algen ernährt, wie die Menschen in Japan, Vietnam, Korea, China, kann die Giftstoffe in Luft und Wasser besser verarbeiten und ausgleichen, erfreut sich besserer Gesundheit. Krebskrankheiten sind seltener, wenn Menschen viel Algen und Fisch essen. Algen sind die Botschaften der Meermutter.

Eine dieser Meermütter heißt Sedna und gilt den Inuit als Urmutter, zu der sie in Trance wandern, wenn sie Probleme haben, wenn sie Nahrung brauchen. Sedna wird von Inuit-SchamanInnen gerufen, wenn das Volk Hilfe braucht. Sedna lebt tief unten auf dem Meeresgrund in einem Palast aus Korallen und Muscheln. Zu ihr führt eine vereiste Brücke. SchamanInnen, die zu ihr wollen, müssen diese Brücke beherzt überqueren und, wenn sie Sedna erreichen, diese gleich mit einem vorsorglich mitgebrachten Kamm kämmen, denn dann ist sie besänftigt und bringt die Eindringlinge nicht gleich um. Sedna hat einen großen Kessel, in dem sie auf dem Meeresgrund alles kocht, was die Erde hervorbringt. Den Inuitmythen nach verdanken alle Wesen ihr Leben Sedna. In Sednas Haar leben Meerestiere,

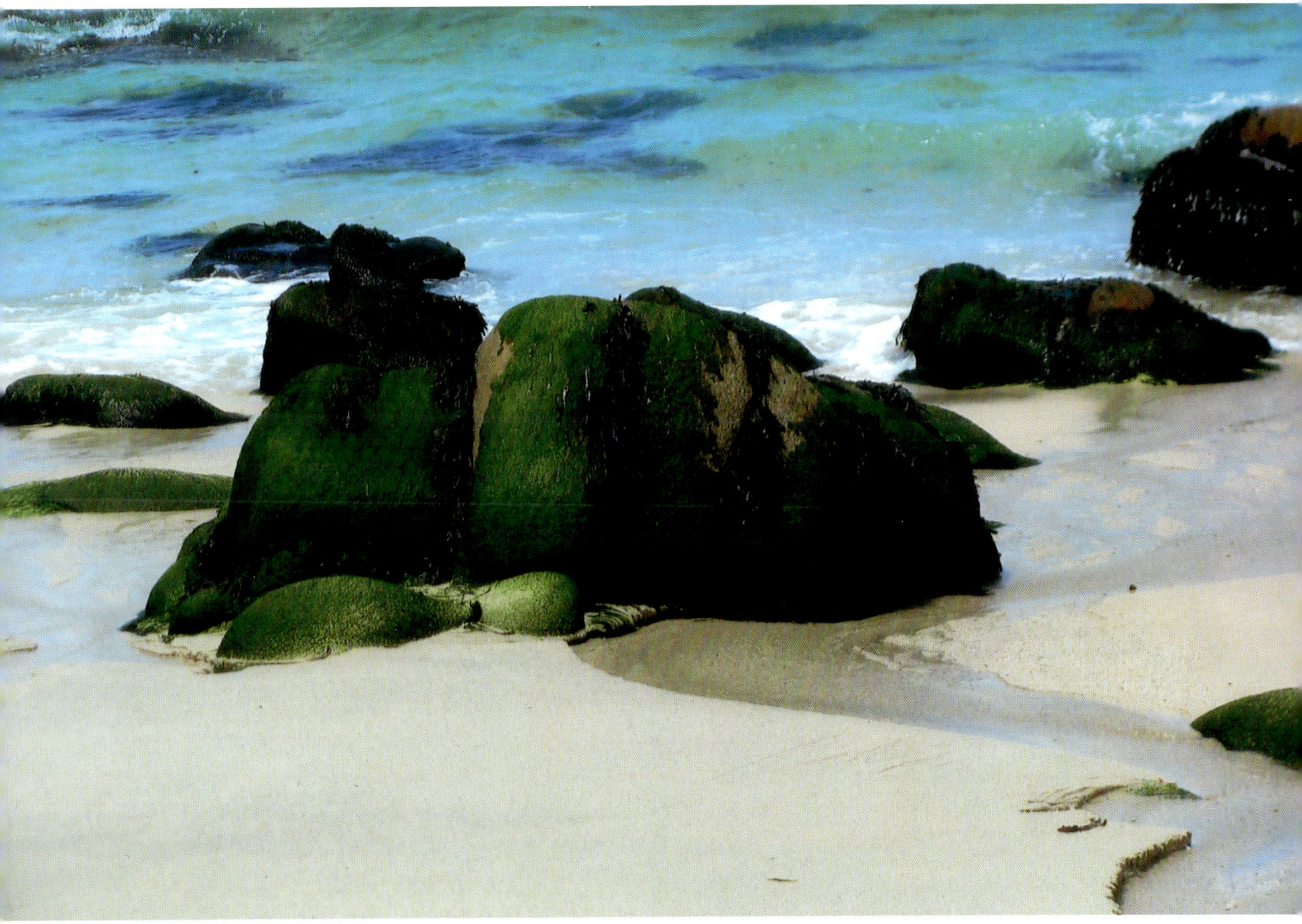

Kraken, Langusten, Fischlein. Wer einmal mit Sedna in Berührung gekommen ist, kann keine Fische und Meerestiere essen, denn das würde die Meermutter zornig machen. Algen dagegen, die Gräser aus dem Garten Sednas, dürfen genommen werden, wo man sie findet, denn Algen und Menschen gehen eine harmonische Verbindung miteinander ein. Lebendige Nahrung macht auch die Menschen, die sie zu sich nehmen, lebendig. Algen leben mit dem Menschen in den Zellen weiter, bilden einen lebendigen Schutz gegen Eindringlinge.

Ritual für die Meermutter

Dieses Ritual soll natürlich am Meer gemacht werden. Ein Kreis aus Steinen und Muscheln wird ausgelegt, die Teilnehmenden können sich mit Algen schmücken. Alle Kräfte des Meeres, die Meermutter und ihre Geschöpfe werden in den Kreis gerufen. Eine Person nach der anderen kann sich in den Kreis legen, mit Algen bedecken lassen und von den anderen berührt werden. Schön ist, wenn gesummt wird oder zwei Steine oder Hölzer aufeinandergeschlagen werden und damit ein Herzschlagrhythmus erzeugt wird. Zum Schluss können sich alle die Hand geben und das Ritual mit »So sei es« aufgelöst werden. Dann werden die Steine und Muscheln und Algen, die im Kreis lagen, mit guten Wünschen ins Meer geworfen.

Algenheilung

Trockene Algen (man kann sie in asiatischen Geschäften kaufen) werden zerrieben, das Pulver mit Wasser angerührt. Den Algenbrei auf das Gesicht und den Körper auftragen, besonders dort, wo Wunden, allergische Stellen oder Hautunreinheiten vorhanden sind. Etwas Algenpulver wird in einem Glas Wasser verrührt und getrunken. Etwa zwanzig Minuten bleibt der Körper mit dieser Algenmasse bedeckt. Dazu legt man sich am besten auf ein altes Leintuch. Mit einem Schwamm wird das Algenpulver dann abgewaschen oder zuerst abgefegt. Trockene Algen lassen sich leicht entfernen. Was vom Körper abgerieben oder abgewaschen wird, ergibt noch guten Dünger für Pflanzen, vorausgesetzt, dass kein Fett, kein Salz oder sonstige Stoffe zugefügt werden. Am schönsten ist so ein Heilritual natürlich am Meer, wo das Algenpulver zum Schluss im Meer abgewaschen werden kann.

Für eine dauerhafte Heilwirkung eignet sich das Algenprodukt Spirulina.

Das kosmische Gelächter

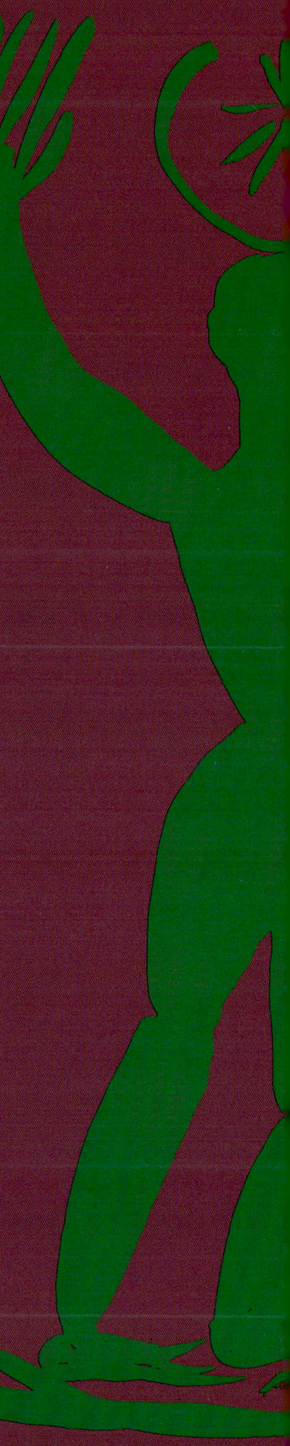

Die Welt ist ein Irrenhaus? Kein Grund, schlechte Laune zu verbreiten. Die Menschen lassen sich zwar fast willenlos in haarsträubende Situationen hineintreiben oder verwickeln, klagen aber umso lauter, wenn die Folgen von Unbewusstheit, Gier, Machtansprüchen und Revierkämpfen fühlbar werden. Dagegen ist kein Kraut gewachsen. Es gibt keinen Tee gegen Anlagebetrüger, kein Pulver gegen korrupte Politiker. Keine Tinktur hilft gegen Dummheit und Angepasstheit. Doch ist dieser Bereich der menschlichen Irrungen und Wirrungen der Lieblingsspielplatz der indischen Göttin Kali. Sie holt uns ins Leben, gibt uns belebende Ohrfeigen, sie weckt uns auf, wenn wir dabei sind, in größter Gefahr einzuschlafen. Sie trommelt auf unseren Knochen und tanzt auf der Haut.

Wasch mich, aber mach mich nicht nass! Diese bei Menschen so beliebte Art, dem Leben auszuweichen, beantwortet sie mit dem Sprung ins kalte Wasser. Sie lehrt uns, Blitze zu fangen, Energie zu halten, in der eigenen Kraft zu bleiben, wenn es gefährlich wird. Ja, nicht einfach auszuhalten und zu ertragen. An der Grenze zwischen Materie und Energie, zwischen Sein und Schein, zwischen Leben und Tod, zwischen Einatem und Ausatem, zwischen Fliegen und Landen erscheint sie als kosmisches Gelächter. Ihre Verbündeten sind Chili, Zimt und Nelken. Mit Chili macht sie uns Feuer auf der Haut, im Darm, im Hirn – und wer hätte noch nicht bemerkt, dass es eine unglaubliche Ähnlichkeit zwischen den Hirnwindungen und den Darmwindungen gibt! Dass sich die Ereignisse im Hirn auf den Darm niederschlagen und umgekehrt, dass Serotonine, die vom Hirn in den Darm rutschen, Migräne hervorrufen können!

Mit Zimt heizt Kali das Lebensfeuer an, wärmt die Fußsohlen, damit sie sehen lernen, weckt die Sinne auf und mit Nelken löst sie den Schmerz auf und lässt uns in die Feinwahrnehmung aller Impulse sinken. Verzweifeln ist zu einfach. Mit Kali drehen wir uns in die Fülle der Erscheinungen hinein und lösen uns in der Unendlichkeit des Verschwindens auf.

Kali begleitet uns in den Ängsten, in den Albträumen. Hilflosigkeit angesichts der arroganten Vernichtung von Lebendigkeit und Schönheit lässt sie nicht durchgehen. Wach auf. Du bist am Prozess des Lebens und Sterbens beteiligt. Erkenne, wo du bist, und langweile mich nicht mit deiner Hoffnungslosigkeit oder mit deiner Wehleidigkeit! Im Erkennen fällt jede Handlung, jede Entwicklung an ihren Platz. Jetzt geht es darum, die eigene Energie dort einzubringen, wo Veränderung möglich ist, und ins kosmische Gelächter einzutauchen, wo keine Veränderung möglich ist.

Kalis Heilung

Die Hauterinnerung wecken

In einen halben Liter Olivenöl etwa zehn kleine Chilischoten aufgeschnitten einlegen und über Neumond und Vollmond im Öl ziehen lassen. Dann das Öl abseihen – nach etwa drei bis vier Wochen – und die Fußsohlen damit einreiben. Dieses Öl macht die Sohlen sehend. Ich benutze es auch fürs Gesicht und manchmal für den ganzen Körper, wenn ich mich schwach und ausgelaugt fühle. Am besten testet man das fertige Öl zuerst einmal in der Ellenbeuge. Wer darauf allergisch ist, wird Kalis Gelächter nicht ertragen.

Den Körper erwärmen

Wenn die Gefühlskälte alles zu lähmen droht, wärmt Zimtöl wunderbar die Sinne, das Herz und das Hirn. Vier oder fünf Zimtstangen in 100 ml Mandelöl (aus der Apotheke) oder Jojobaöl einlegen. Die Stangen nach einer ganzen Mondphase, also etwa vier Wochen, herausnehmen. Das Öl ausprobieren, um Allergien auszuschließen. Gesicht, Nacken, Handflächen und den Brustraum damit einreiben. Macht warm und lustig. Ich streue auch Zimtpulver in meine Schuhe, in die ich allerdings ohne Socken hineinschlüpfe. In Reformhäusern gibt es Zimtsohlen, die den Körper über die Fußsohlen erwärmen.

Den Schmerz auflösen

Mit etwa zehn Nelken in etwa 50 ml Alkohol eine Tinktur ansetzen. Am besten wäre reiner Alkohol, Weingeist aus der Apotheke. Auch Wodka oder Kartoffelschnaps eignen sich dafür. Die Nelken können im Alkohol bleiben. Nach

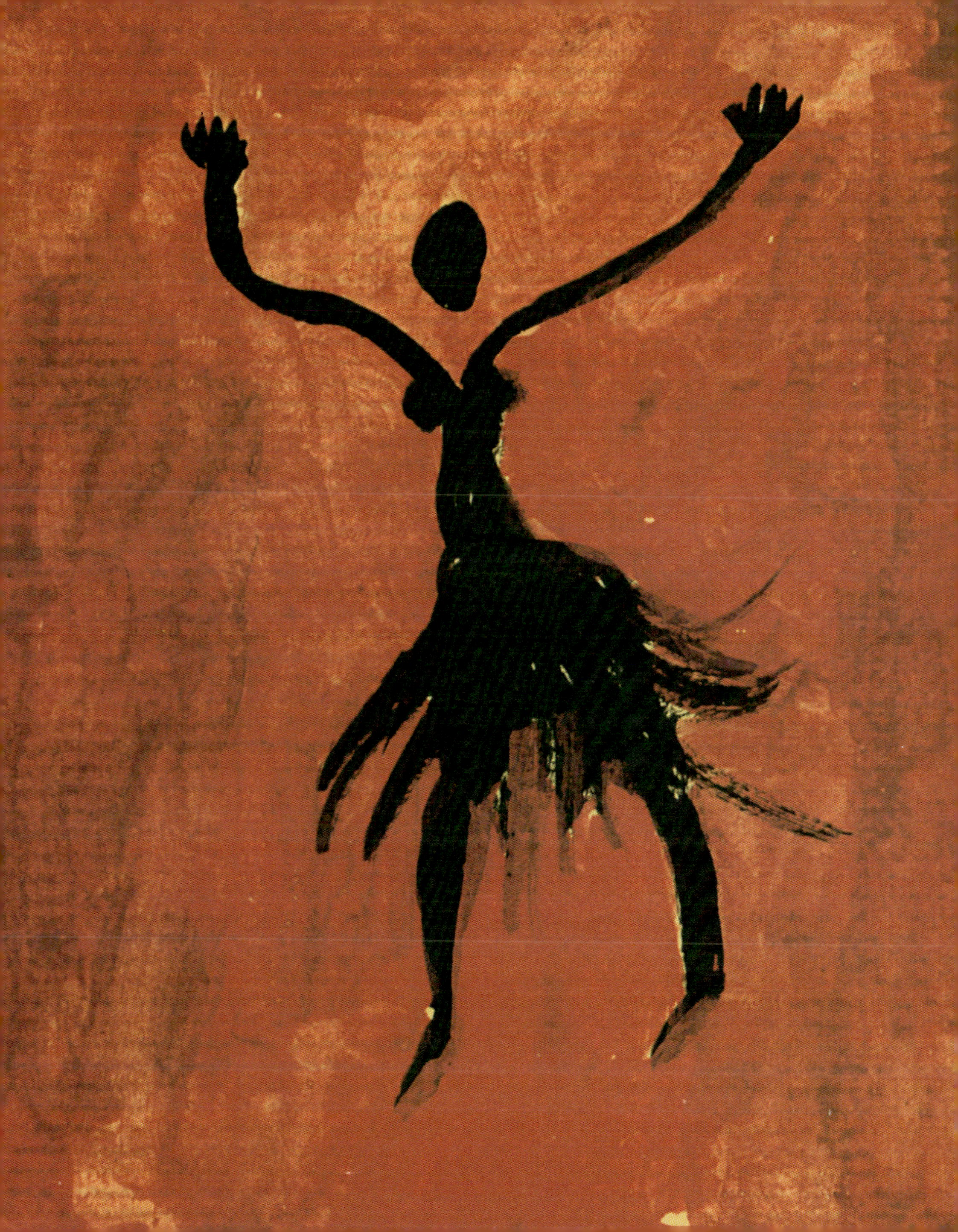

etwa vier Wochen ist der Alkohol mit den Inhaltsstoffen der Nelken gesättigt und diese könnten auch abgeseiht werden. Nelkentinktur betäubt Schmerz, desinfiziert und dämpft Nervenschmerzen durch leichtes Betupfen der entsprechenden Hautstelle. Menschen, die keinen Alkohol zu sich nehmen wollen, können zehn Nelken in Olivenöl einlegen – etwa 100 ml – und nach etwa zwei Wochen die Nelken abseihen. Nelkentinktur und Nelkenöl sind besonders wirksam bei Zahnschmerzen. Dass man bei anhaltenden Schmerzen, egal wo im Körper, irgendwann Hilfe suchen muss, wenn sie durch Atmen, viel Trinken und Zur-Ruhe-Kommen nicht vergehen, versteht sich von selbst.

Kalis Hilfe ist keine, die beruhigt, einlullt, besänftigt. Sie hilft durch Schocktherapie. Du stehst am Abgrund. Öffne die Augen. Sammle deine Kraft. Werde ganz lebendig und wach. Du wurdest gedemütigt? Dir wurden Schmerzen zugefügt? Jemand hat dich beraubt, enttäuscht, betrogen? Wirf Ballast ab. Tanze dein Gelächter. Spring in deine Kraft. Mag sein, dass es Reinkarnationen gibt, dass du dein Leben immer wieder neu gestalten kannst, doch alles geschieht jetzt. Jetzt pulsiert das Leben. Jetzt müssen Verknotungen aufgelöst, Wunden geheilt, Angriffe pariert werden. Kein Ja – aber! Kein Jein! Kein Winseln und Flehen! Lebendige Kraft! Eigenmacht! Das ist Kali. Alles ist Jetzt. Reinkarnieren kannst du dich dann immer noch.

Wanderung zu Kalis Kraft

Suche dir einen schwarzen Stein. Kalis Kraft verdichtet sich in schwarzen Steinen und solche Steine werden Kali auf Schreinen überall in Indien aufgestellt. Jeder schwarze Stein eignet sich: Meteoriten, Obsidiane, schwarze Feldsteine. Zu dieser Wanderung mit dem Geist kann der schwarze Stein entweder in der linken Hand gehalten oder auf den Körper gelegt werden. Im Sitzen oder Liegen sinken die Gedanken jetzt in den schwarzen Stein. Am besten gelingt das, wenn man sich vorstellt, der schwarze Stein ist ein Magnet, der alle Gedanken anzieht. Sie fallen in die unendliche Tiefe, der Atem fließt ruhig. Egal welche Bilder, welche Gedanken auftauchen – sie alle sinken in den schwarzen Stein. Die Wahrnehmung spielt mit dem Gefühl des Steins auf der Haut/in der Hand. Wo ist die Grenze der Haut/die Grenze des Steins. Wie fühlt sich der Stein an? Einfach wahrnehmen, ohne irgendeinem Erlebnis nachzujagen. Alles, was auftaucht, wird wieder in die Tiefe des schwarzen Steins entlassen. Manchmal schlafe ich bei so einer Meditation ein und empfinde dann eine tiefe Freude und Friedlichkeit. Manchmal tauche ich einfach wieder auf und bin ruhig und heiter. Manchmal komme ich mit vielen Ideen und Inspirationen aus so einer Kali-Versenkung. Doch immer fühle ich mich in meiner eigenen Kraft bestärkt.

TEIL 3
Anwendungen

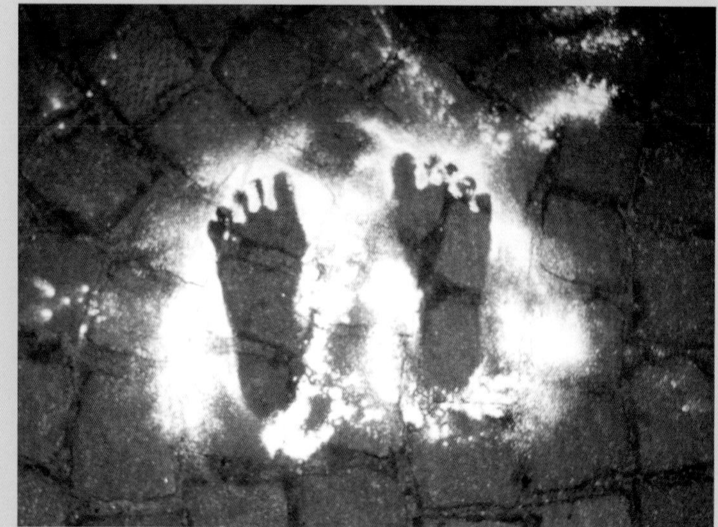

Pflanzenmeditation

Am besten stimmt man sich auf eine Pflanze ein, indem man nichts von ihr fordert, nichts erwartet und vor allem etwas Zeit mitbringt, um still zu werden, um die ganze Kraft und die Quintessenz der Pflanze wahrzunehmen. Sitzen, still werden, alle Einzelheiten der Erscheinungsform der Pflanze aufnehmen. Ihren Duft riechen. Ihre Energie spüren. Wie ist die eigene Stimmung während der Pflanzen-

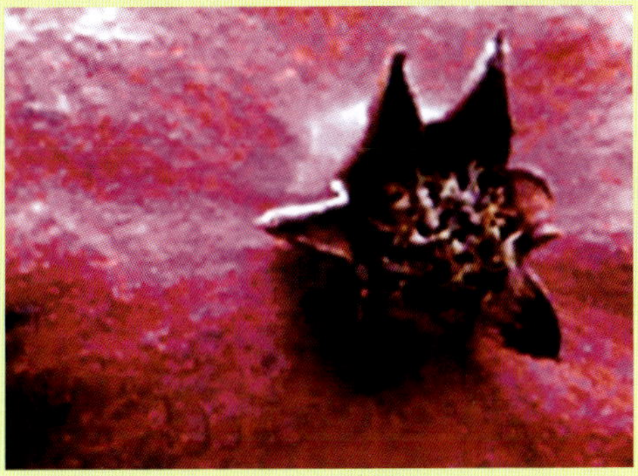

betrachtung? Kommt Ungeduld, Ärger, Widerstand auf? Fühlt sich die Nähe zur Pflanze gut an? Nicht jedes Gefühl, das auftaucht, ist von der eigenen Befindlichkeit ausgelöst. Es kommt auch vor, dass sich die Pflanze gegen übergroße Nähe, gegen zu aufdringliche Betrachtung wehrt. Wenn alles stimmt, wenn es die richtige Zeit und die richtige Annäherung ist, dann fühlt sich die Zeit, die man mit einer Pflanze verbringt, einfach gut an. Heiterkeit kommt auf. Eine Stimmung des Austausches.

Wenn man etwas von einem Menschen haben will, ist es keine gute Idee, zuerst einmal lang so zu tun, als wolle man nur mit diesem Menschen zusammen sein und plaudern. Genauso ist es mit Pflanzen. Wer eine halbe Stunde mit einer Pflanze sitzt und dann zum Punkt kommt: Ich will dich ausreißen!, wird vermutlich nicht zu einer wirklichen Kommunikation mit dieser Pflanze gelangen. Da ist es schon besser, die Absicht gleich auszubreiten. Darf ich dich mitnehmen? Willst du mir helfen? Besser ist es auf jeden Fall, diesen Kontakt ohne Absicht herzustellen und sich in aller Ruhe und Gelassenheit mit der Kraft der Pflanze vertraut zu machen.

Die Pflanze finden, die mich heilen kann

Am wichtigsten ist es, auf die intuitiven Botschaften zu achten, die auftauchen, dem Gefühl zu vertrauen, das sich einstellt. Wenn mir Bärlauch nicht sympathisch ist, nützt es nichts, wenn mir andere Menschen die wertvollen Inhaltsstoffe, die große Heilkraft, die stärkende Wirkung anpreisen. Andererseits kann ein Kraut, das niemand besonders attraktiv findet, für mich genau richtig sein. Wie schon beschrieben, wirken eben nicht alle Kräuter bei allen Menschen gleich, mag da auch noch so viel messbare »gesunde« Substanz enthalten sein. Die Pflanze, die mir sympathisch ist, wird vermutlich bei mir positive Impulse auslösen. Im Sympathiezauber der Alpen gilt die Regel: Gleiches zieht Gleiches an. Wenn also die Inhaltsstoffe einer Pflanze Anlegestellen bei mir haben, wenn die Kraft, die ein Heil-

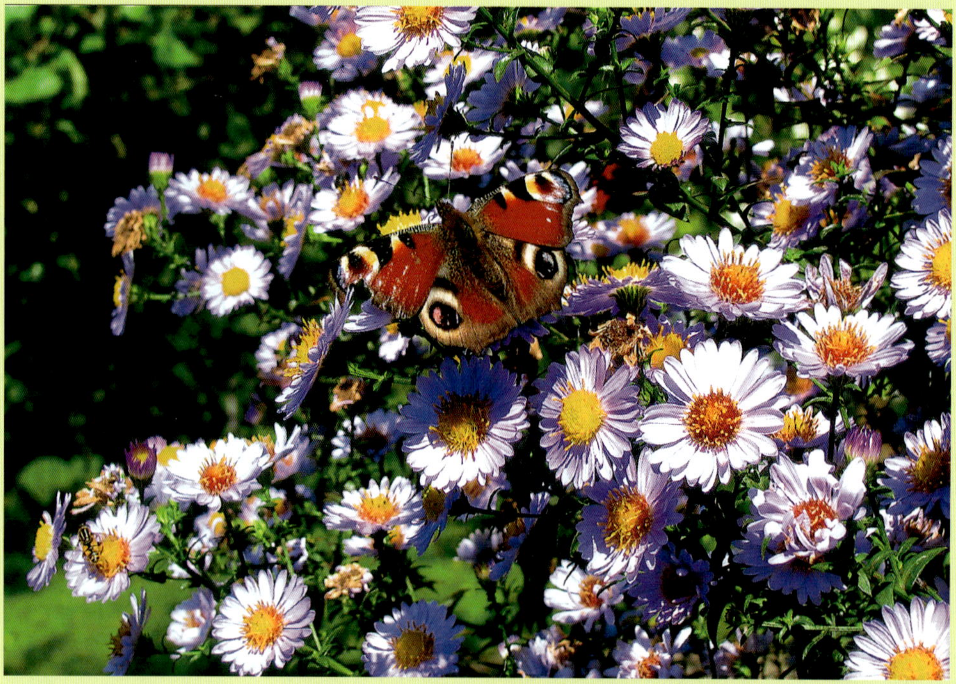

kraut hat, auf eine ähnliche Kraft in mir trifft, gelingt die Heilung. Wenn ich mich dieser Kraft nicht öffnen kann, dann sitze ich vor der Pflanze wie vor einer Konservenbüchse ohne Büchsenöffner. Ich folge also der Spur meiner Neigung, meiner Sympathie. Dazu informiere ich mich allerdings auch, was andere schon über die Pflanze meiner Wahl herausgefunden und erforscht haben. Wissen entsteht immer durch das Abwägen von Informationen mit eigenen Erfahrungen und Forschungen, durch Experimentieren und Ausprobieren auf der Basis guter Vorbereitung. Wer beginnt, sich mit Pflanzen auseinanderzusetzen, wird sich ein gutes Pflanzenbestimmungsbuch besorgen und beginnen, überhaupt einmal so eine Wiese zu betrachten und zu entschlüsseln. Es empfiehlt sich natürlich, nichts überhaupt nur in den Mund zu stecken, was irgendwie giftig sein könnte, und auf die Warnung der Pflanze selbst zu achten.

Kräuterwanderung ohne Absicht

Um die eigene Wahrnehmung zu verfeinern, ist es gut, Wanderungen zu unternehmen, bei denen auf alle Pflanzen, Steine, Bäume, auf Wasser und Erde, auf Wind und Wolken geachtet wird. Es gibt ein intensives Zusammenspiel zwischen Luft und Pflanzen und natürlich sowieso zwischen Sonne und Blüten, zwischen der Nacht und Blüten. Die meisten Menschen

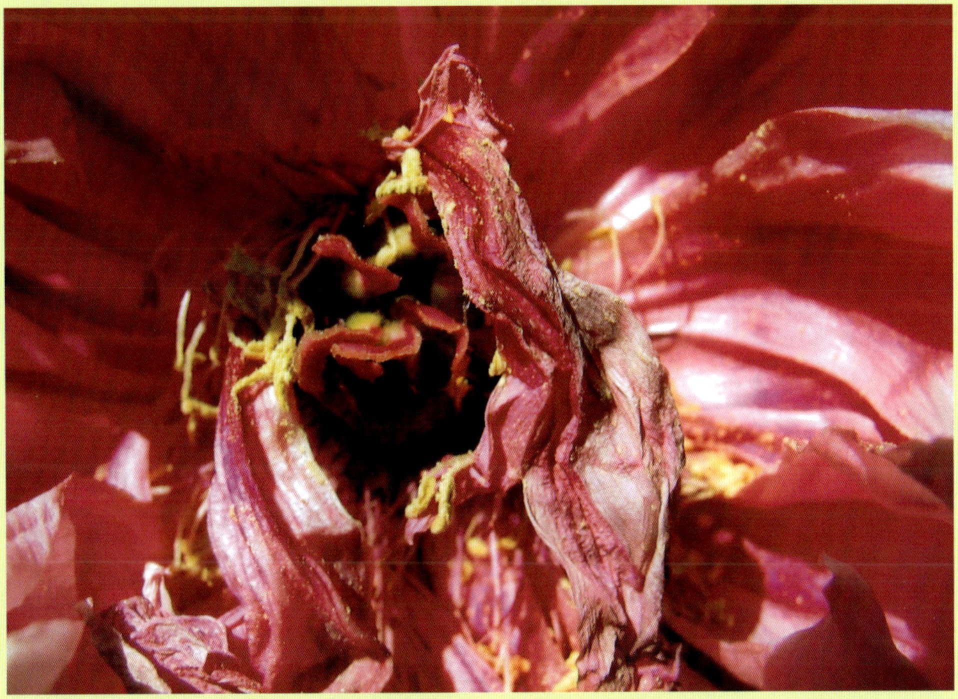

wissen, dass sich die Sonnenblume nach der Sonne wendet, dass Trichterwinden mit dem ersten Licht des Morgens ihre Blüten spiralig öffnen, dass die Nachtkerze ihre Blüten nur nachts und von unten nach oben am Stängel öffnet. Es braucht allerdings schon etwas mehr Aufmerksamkeit und Beobachtungsgabe, um die Gewohnheiten von Pflanzen herauszufinden. Wann duften sie am stärksten? Wann blühen sie? Wie lange? Wie intensiv?

So eine Wanderung eröffnet eine neue Welt, die von ganz anderen Kräften gesteuert, angeregt und bewegt wird als der Alltag der Menschen in der Stadt, an ihrem Arbeitsplatz oder unterwegs. Menschen bewegen sich die ganze Zeit. Pflanzen bleiben am Ort und breiten sich gern unter der Erde weiter aus, werfen ihre Samen ab oder geben sie Tieren mit. Wenn sie wandern wollen, hängen sie sich in Form von Blütenstaub in den haarigen Körper einer Biene, einer Hummel oder bleiben im Fell von Füchsen oder Eichhörnchen hängen. Die Früchte wandern durch den Magen von Tieren und ihre Samen werden an weit entfernten Stellen wieder ausgeschieden. Pflanzen haben ihre eigene Landkarte, ihre eigene Art zu reisen, ihre eigene Methode, mit der Welt bekannt zu werden. Auch Menschen gehören dazu. Menschen tragen sie fort, pflanzen sie anderswo ein, stellen sie in Vasen, wo sie gelegentlich zu wurzeln beginnen, weil sie da gern noch eine Weile bleiben möchten.

Nicht nur Menschen nehmen Pflanzen wahr, auch Pflanzen nehmen Menschen wahr, ducken sich vor ihren Ausscheidungen, vor ihrem Lärm, vor ihrer aufdringlichen Ausdünstung weg oder dehnen sich aus, um sie zu berühren, um ihnen nahe zu sein. Auf einer Kräuterwanderung kann man anfangen, diese Wahrnehmung, die von den Pflanzen ausgeht, die Botschaften, die sie aussenden, zu spüren und verstehen zu lernen.

Lieblingsspaziergangstee

Wer einen Lieblingsweg hat, nicht zu nah an einer viel befahrenen Autostraße, idealerweise auch nicht in der Nähe von stark gedüngten/mit Pflanzengiften besprühten Feldern, kann beginnen, die Kräuter am Wegesrand zu betrachten, sich mit ihnen zu befreunden und herauszufinden, wie

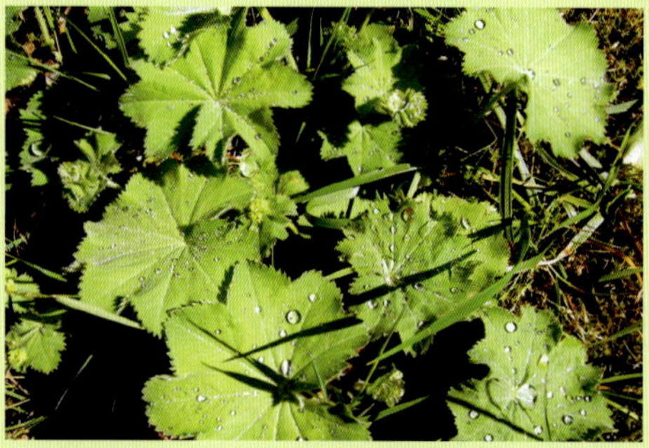

ihre Lebensgewohnheiten sind, wie sie blühen, welche Insekten oder Tiere sie anziehen und wie sie überwintern. Mit der Zeit kristallisiert sich heraus, welche Pflanzen besonders stark auf die eigene Kraft wirken, mit welcher eine besonders starke Kommunikation entsteht. Von dieser oder diesen Pflanzen können wenige Blätter abgezupft und frisch zu einem Tee verarbeitet werden.

Vier-Jahreszeiten-Wanderung

Die Frühjahrswanderung beginnt im Frühjahr, vielleicht im März oder April. Auf einem Spaziergang in einem Wiesen- und Waldgebiet, das nicht zu nah an einer

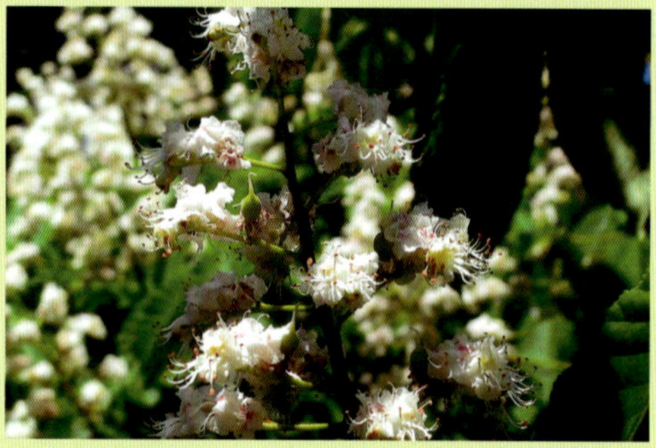

Autobahn oder einer sehr befahrenen Autostraße liegt, idealerweise biologisch bewirtschaftet wird, führt der Weg zu all den Kräutern, Blumen, Pflanzen, die jetzt schon grünen und blühen. Die Birke wird dabei auffallen, vielleicht auch Bärlauch und wilde Kresse, die auf feuchten Wiesen bodennah wächst und scharf und etwas bitter schmeckt. Junger Löwenzahn ist voll von guter wilder Kraft und auch die jungen Brennnesseln enthalten einen wahren Schatz an Mineralstoffen, Vitaminen und Spurenelementen.
Anstatt irgendetwas zu ernten und haltbar zu machen, zupft man nur ein paar Blättchen ab und isst sie direkt von der Erde

weg. Wer Angst vor Fuchsbandwurm oder anderem Befall hat, zieht einfach nur den Duft ein, da übertragen sich schon sehr viele wohltuende Inhaltsstoffe. Allerdings muss man sich auch bewusst machen, dass heute jedes Supermarktgemüse oft mehr Schadstoffe enthält als wild wachsende Kräuter und es wichtig ist, die wilden Kräuter nicht in Stadtnähe oder in der Nähe von Industrieanlagen zu pflücken. Bei diesen Jahreszeitenwanderungen lernt man eben auch die nähere Umgebung oder Orte kennen, an denen kaum Schadstoffbelastung zu befürchten ist. So ein Kräuterspaziergang, bei dem vielleicht ein wenig gegessen, aber hauptsächlich wahrgenommen, der Duft aufgesogen, die frische Luft genossen und vielleicht Quellwasser getrunken wird, gehört zu den notwendigen Tankstellen für ein wohliges, angeregtes, gut verbundenes Leben.

Die Sommerwanderung zu Beginn des Sommers führt zu all den Kräutern, die jetzt in großer Fülle wachsen und blühen: Holunder, die erste Schafgarbe, Frauenmantel, Spitzwegerich, Breitwegerich, Wiesensalbei, Himbeerblätter, Brombeerblätter, Erdbeeren, Weißdorn, Brennnesseln, Minze. Die Frühlingswanderung führt wahrscheinlich an einen ganz anderen Ort als die Sommerwanderung. Man muss vielleicht viele Wege gehen, bis der ideale gefunden ist, an dem man jedes Jahr wieder die Lieblingskräuter findet. Auch jetzt lohnt es sich, ein paar Kräuter einfach abzupflücken und gleich zu essen. Die wertvollen Spurenelemente wie das Selen, das sich in gezüchtetem Gemüse oder Salat nicht mehr findet, gibt es bei Wild-

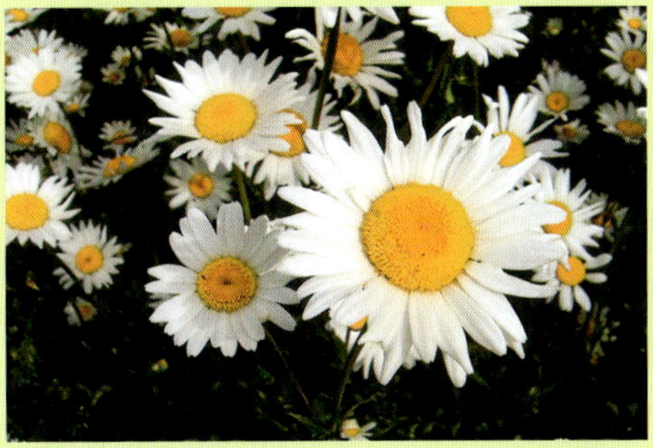

kräutern in Hülle und Fülle. Doch je länger man Kräuter aufbewahrt, je länger sie wurzellos dem Licht ausgesetzt sind, umso mehr verlieren sie an Kraft.

Die Herbstwanderung führt in die Fülle der Früchte und Beeren. Die letzten Himbeeren, die ersten Brombeeren, Äpfel, Zwetschgen – ganz ohne Euromaß wild, klein, uneben, groß und saftig laden zur

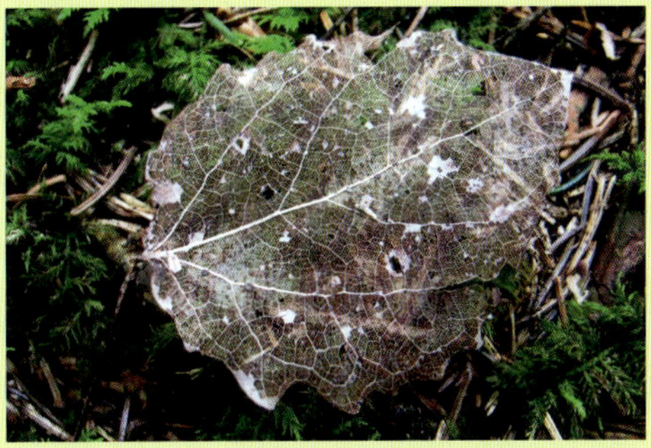

Vitaminkur ein. Wer jetzt einen Bauernhof mit alten Obstbäumen kennt, kann sich freuen, denn auch die Bauern sind froh, wenn ihnen jemand bei der Obsternte hilft oder Früchte vom Baum pflückt. Dass man

vorher fragt, versteht sich ja von selbst. Jetzt findet man – vor allem im Gebirge – viel wilden Thymian. Wo es noch Arnika gibt, wird er selbstverständlich nicht angerührt, denn diese Pflanze wurde von KräutersammlerInnen so flächendeckend geerntet, dass sie vom Aussterben bedroht ist. Arnikaprodukte werden jetzt aus angebauten Pflanzen hergestellt. Wer Arnika in der freien Natur begegnet, kann mit ihr in eine Pflanzenmeditation gehen (wie oben beschrieben). Kastanien können vom Boden gesammelt und in eine Kiste gelegt werden. So können die nackten Füße auf Kastanien rollen und die venenunterstützenden Stoffe aufnehmen. Den angebauten Mais würde ich lieber stehen lassen, Futtermais eignet sich nicht für den menschlichen Verzehr und viele Maisfelder enthalten bereits genveränderte Früchte.

Die Winterwanderung birgt die meisten Überraschungen. Selbst wenn Schnee liegt, gibt es an Quellen noch Brunnen-

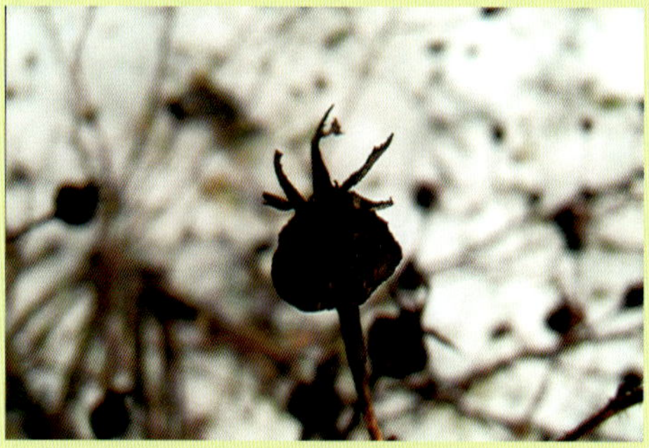

kresse. Die ist im Winter eine wahre Vitaminspritze. Auch der Salbei hält sich lange in den Winter hinein und abgezupfte Blätter zu kauen tut dem Mund, dem Zahnfleisch und auch dem Magen gut. Am köstlichsten – da halte ich es mit den Vögeln, die im Winter noch da sind – schmecken die knallroten Hagebutten, die meistens erst nach einem strengen Winter langsam schwarz werden. Ich kaue einfach die ganze Frucht, ohne dass die Samen mich irgendwie stören oder mir Juckreiz im Mund machen. Wer empfindlich ist, ritzt die Frucht auf, kratzt die Samen heraus und isst einfach nur das Fruchtfleisch der Hagebutte. Direkt vom Strauch enthält sie alle wertvollen Stoffe, die sie aus der Erde aufnimmt, und extrem viel Vitamin C, das besonders im Winter Wunder wirkt. Wer im Winter gar keine Pflanzen irgendwo findet, sollte viel biologischen Feldsalat oder Lauch, Weißkraut, Blaukraut, Wirsing, Spitzkraut und Sauerkraut essen.

Alle Kohlsorten enthalten besonders viel Vitamin C und andere Vitamine, Selen, Spurenelemente, Mineralstoffe im Überfluss. Unsere AhnInnen wussten schon, warum sie im Winter alle Tage Kraut in irgendeiner Form aßen: Es war billig und enthielt alles, was zum Leben wichtig ist.

Die Nachtwanderung

sollten ängstliche Menschen mit Freundin oder Freund unternehmen, dabei aber nicht sprechen. Allein zu gehen ist ideal, weil man hellwach und aufmerksam auf alles lauscht, ohne von den Eigengeräuschen, also auch vom Reden, abgelenkt

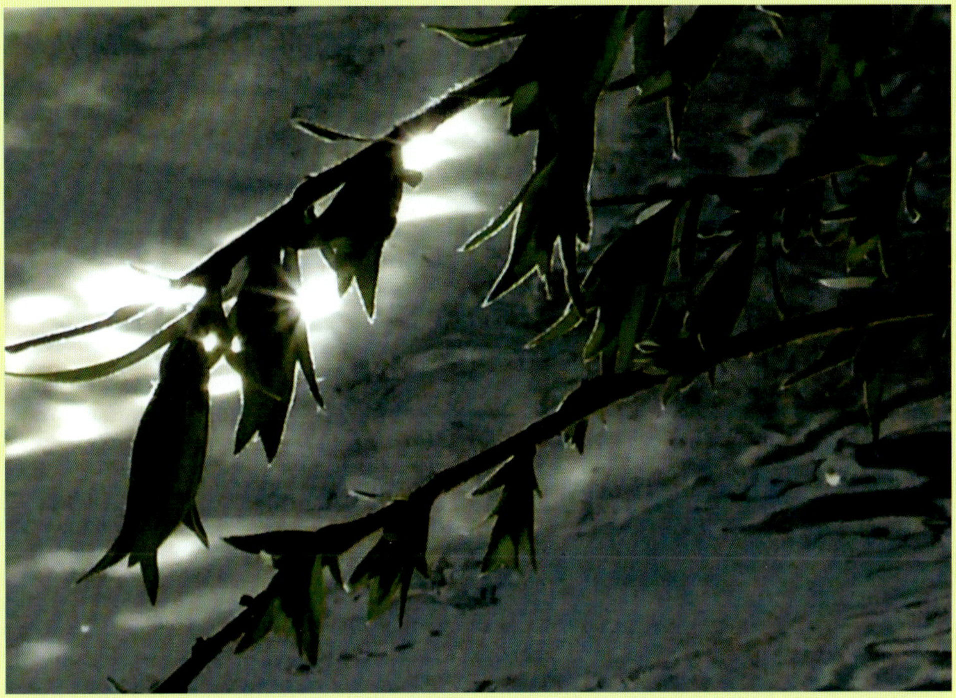

zu sein. Auch die Düfte der Nacht werden intensiver wahrgenommen, wenn alle Sinne in äußerster Aufmerksamkeit wach und präsent sind. Jetzt duften die Blüten am stärksten, tauchen die Geräusche des Waldes, der Tiere aus der Stille der Nacht auf. Irgendwo nachts zu sitzen und sich mit einem Baum, einem Busch, einer Pflanze zu beschäftigen, einzutauchen in die feinstoffliche Ausstrahlung dieser Pflanze ist beglückend. Wer lange still sitzt, wird irgendwann auch einem neugierigen Tier begegnen. Besonders aufregend und anregend finde ich nächtliche Wanderungen im Gebirge. Die sollte man aber nur dort unternehmen, wo man bei Tag schon oft gegangen ist, den Weg/die Wege gut kennt und so keine Gefahr besteht, abzustürzen oder sich zu verirren. Bei Nachtwanderungen ist es übrigens eher störend, eine Taschenlampe oder Stirnlampe einzuschalten. Das Auge bleibt im Lichtkreis gefangen, nimmt die Dunkelheit noch dunkler wahr und kann sich gar nicht wirklich auf die Dunkelheit einstellen. Ohne Licht gewöhnt sich das Auge langsam an die Nacht, wirklich lichtlos ist es bei uns praktisch nie. Je länger man im Dunkeln ist, desto weiter öffnet sich die Wahrnehmung, was übrigens eine wahre Erholung fürs Auge ist. Nachtspaziergänge fördern die Sehkraft und schärfen alle Sinne. Um sich an die Nacht zu gewöhnen, bleibt man am besten an einem Ort sitzen, bis sich die Augen weiten und alles Restlicht zusammengeholt haben.

Dann wird man überrascht sein, wie viel man sogar im stockdunklen Wald noch sieht. Selbstverständlich experimentiert man nur, wo man sich sicher fühlt, am besten anfangs in einer kleinen Gruppe. Auch zu den BewohnerInnen des Waldes und der Wiesen muss man zuerst Vertrauen aufbauen, ehe man sich ganz einsinken lassen kann. Eins steht jedenfalls schon fest: Von Menschen droht praktisch keine Gefahr. Denn nachts sind gerade Wälder erholsam menschenleer. Wer Angst vor Jägern hat, sollte sich erkundigen, wie die Jagdzeiten sind, und die ersten Wanderungen außerhalb dieser Jagdzeiten unternehmen. Ich bin seit fast vierzig Jahren allein im Wald unterwegs, nur ein einziges Mal begegnete ich einem Jäger und überhaupt niemals irgendeinem anderen Menschen.

Kräuter schneiden, verarbeiten, aufbewahren

Wie schon vorher betont, sollten nur Kräuter abgeschnitten und verarbeitet werden, mit denen Kontakt und eine Beziehung hergestellt wurde, von der klar ist, dass ihre Eigenschaften zu den eigenen passen, dass sie mitgehen will. Wenn sich eine Pflanze schwer finden, nicht abbrechen oder schwer schneiden lassen will, wird sie nicht mitgenommen. Wenn ein Zweifel auftaucht, ob die Pflanze überhaupt gebraucht wird, bleibt sie stehen. Mit Früchten ist es einfacher: Sie werden abgeworfen und es hat etwas mit Respekt zu tun, die Gaben der Sträucher, der Bäume oder Stauden anzunehmen und zu genießen.

Zum Sammeln von Kräutern, Beeren oder Früchten und zur vorläufigen Aufbewahrung eignet sich ein Korb, wenn nur eine einzige Pflanzenart mitgenommen wird, ist auch ein Leinenbeutel nicht schlecht. Ich würde nur nicht mehrere Kräuter im Leinenbeutel vermischen. Blüten und Blätter können gut mit dem Fingernagel abgezwickt werden. Ich mag Kräuter nicht mit Messer oder Schere schneiden, aber man kann das machen. Wenn ich Brennnesseln mit nach Hause nehme, gehört manchmal für mich einfach dazu, dass ich sie mit der bloßen Hand abpflücke. Da die Härchen nicht brennen, wenn man sie fest drückt, kommt es auf Entschlossenheit, Beherztheit und das Einverständnis der Brennnessel an. Leistet sie Widerstand, dann will ich sie auch nicht mitnehmen (das wäre dann auch zu schmerzhaft). Natürlich könnte man Handschuhe anziehen, doch dann versteht man die Sprache der Nessel nicht mehr.

Obwohl Kräutermischungen sehr beliebt sind und auch manchmal sehr gut tun, finde ich es günstig, die Kraft einer Pflanze zu entdecken, ehe sie mit einer anderen gemischt wird. Schon um herauszufinden, ob man etwa allergisch auf einen Wirkstoff ist, empfiehlt es sich, erst einmal eine Pflanze auszuprobieren, ehe die Inhaltsstoffe von vielen Pflanzen gemischt und unübersichtlich werden.

Für Kräutertee werden die gesammelten Kräuter auf einem Küchentuch, am bes-

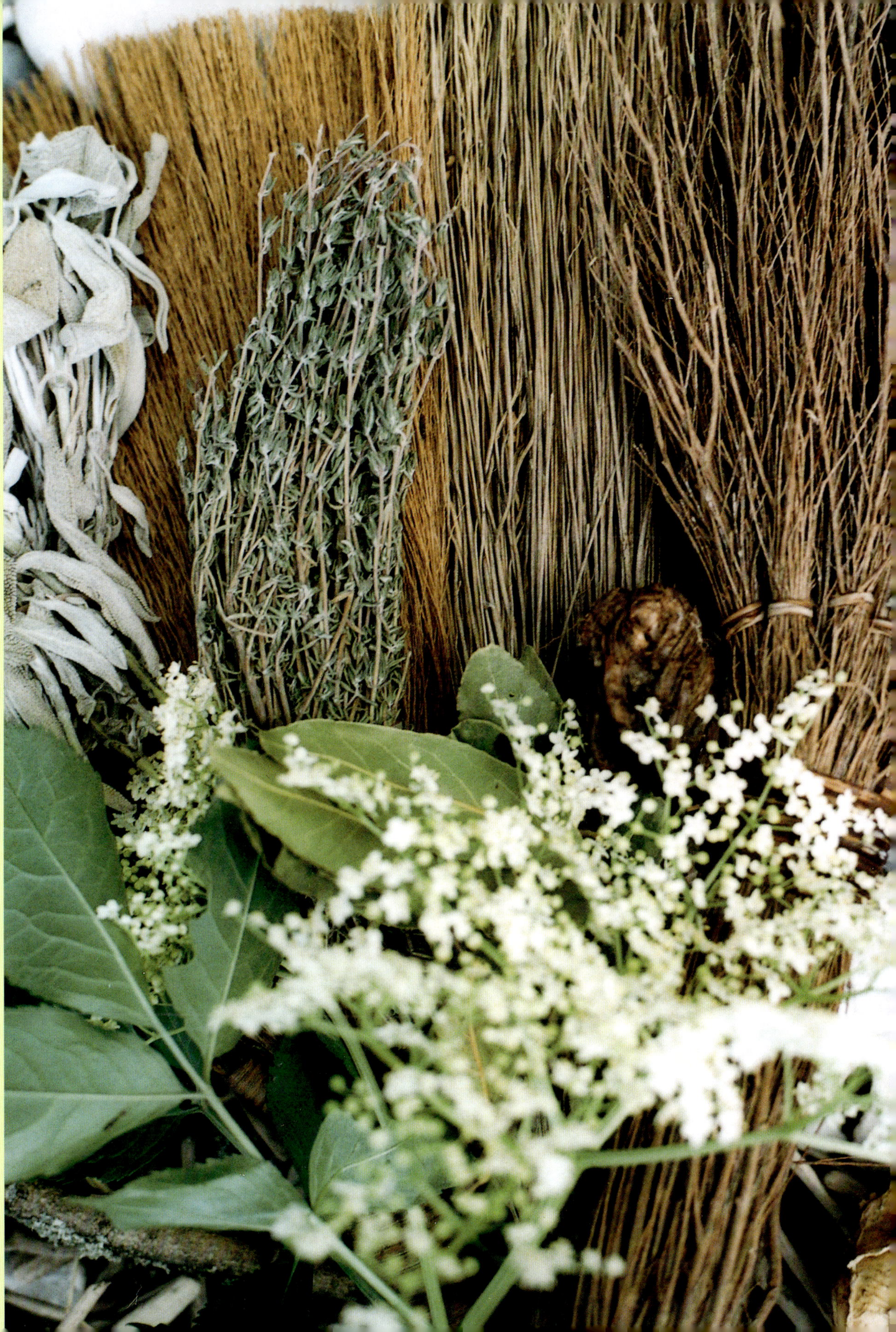

ten an einer dunklen, trockenen und nicht zugigen Stelle getrocknet. Für besondere Bekömmlichkeit können die trockenen Kräuter noch einmal mit Wasser besprüht und nochmals getrocknet werden. Sobald die Pflanze von der Wurzel getrennt ist, verträgt sie kein direktes Sonnenlicht mehr, verliert im Licht ihre Inhaltsstoffe. Deshalb ist es gut, Teekräuter in einem dunklen Glas aufzubewahren. Tee kann auch mit frischen Kräutern gemacht werden. Nur so viel wie nötig, so wenig wie möglich von den Kräutern nehmen.
Da viele Kräuter, die es in Büchsen und Tüten im Laden zu kaufen gibt, mit Schadstoffen belastet und zur »besseren Haltbarkeit« bestrahlt sind, empfiehlt es sich, die Kräuter, die man gern hat, selbst zu sammeln oder in einer biologischen Gärtnerei im Bioladen zu kaufen, klein zu schneiden und entweder einzufrieren oder zu trocknen. Auch kleine Stöckchen Rosmarin, Salbei, Schnittlauch, Thymian, Basilikum zu Hause zu haben ist natürlich eine gute Idee. Die würde ich aber auch nur in einer Biogärtnerei kaufen.

Tinkturen herstellen

Für einen alkoholischen Auszug, also eine Tinktur, setzt man die Pflanzen mit Weingeist aus der Apotheke oder mit Wodka oder Korn an. Was über der Erde wächst, also zum Beispiel Salbeiblätter, Rosmarinnadeln, Kamillenblüten usw. sammle ich gern eine Woche vor Vollmond, setze die Kräuter mit Alkohol an und lasse die Tinktur etwa vier Wochen bis zum nächsten Vollmond an einem dunklen Ort stehen. Sollte ich eine Wurzeltinktur ansetzen,

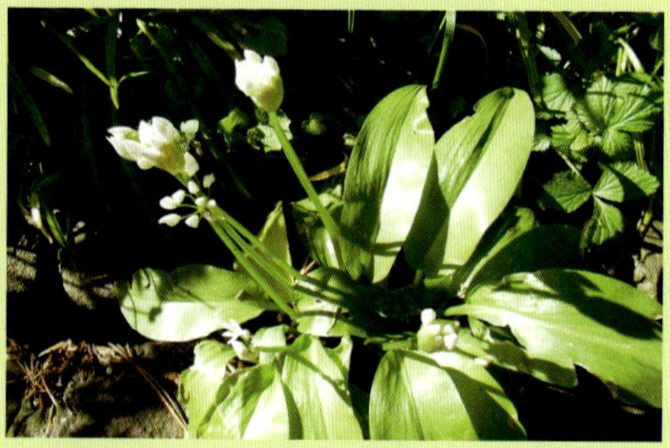

sammle ich die Wurzeln (zum Beispiel Beinwell oder Angelica) eine Woche vor Neumond und lasse die Tinktur noch vier Wochen nach dem Neumond stehen. Dann wird die Tinktur abgeseiht und in einem dunklen Fläschchen aufbewahrt. Vor allem Wurzeln lösen sich gut im Alkohol. In Quellwasser geben sie nicht genug von ihrer Essenz ab.
Enzian sammle ich nicht selbst. In der Schweiz gibt es Kräutersammler, die eine Lizenz zum Ausgraben von Enzian haben, und die genau wissen, wo sie diese Wurzeln nehmen können und wo nicht. Diese Wurzeln bringe ich also von einer Apotheke in der Schweiz mit.
Auch Salbei, Thymian, Rosmarin, Kamille und Baldrian eignen sich für Tinkturen. Tinkturen sind sehr beliebt als Heilmittel, man gibt wenige Tropfen auf ein Glas Wasser. Ich finde sie dennoch problematisch. Viele Menschen haben ein Alkoholproblem und wenige Tropfen reichen, um die Sucht (erneut) auszulösen. Die Begründung für eine Tinktur ist oft, dass sie

eine stark keimtötende, desinfizierende Wirkung durch den Alkohol hat. Diese Wirkung haben allerdings die meisten Kräuter auch ohne Alkohol. Ich sehe eigentlich nur einen Sinn in Wurzeltinkturen und da sollte man sich sehr genau überlegen, ob man sie wirklich braucht. Denn wer Wurzeln erntet (Ausnahme die Beinwellwurzel, die ohnehin nachwächst und wuchert), zerstört die ganze Pflanze. Wer nur Kräuter oder Blüten – sparsam – schneidet, gibt der Pflanze die Möglichkeit nachzuwachsen.

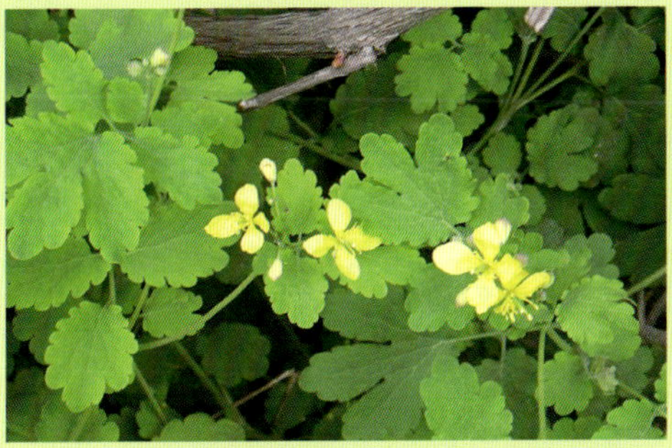

Ich mag Kräuter nicht gern in Metall aufbewahren, deshalb kaufe ich Leinentaschen im Bioladen oder sammle Käseschachteln. Auch die Birkenholzschachteln, die es oft auf Weihnachtsmärkten gibt, eignen sich wunderbar. Da können die Kräuter trocken und dunkel lagern, was den Wirkstoffen gut tut. Kräuterkundige sagen, dass so gelagerte Kräuter etwa zwei Jahre ihre Wirkung behalten. Ich kann das nicht bestätigen, weil ich Kräuter nicht so lange lagere und nicht so viel davon aufbewahre. Sie wachsen ja jedes Jahr wieder nach. Wie schon beschrieben, sind Kräuter, die frisch gepflückt und gleich gegessen werden, am wirksamsten. Sie bringen den Körper mit Wildniskraft in Kontakt und das ist die Verbindung, die uns am meisten fehlt.

Blütenessenz aus der lebenden Pflanze

Um die feinstoffliche Wirkung einer Pflanze auf Wasser zu übertragen, also um eine Blütenessenz herzustellen, kann bei Sonnenschein eine Blüte oder der ganze Pflanzenstängel in einen Glaskolben/ein

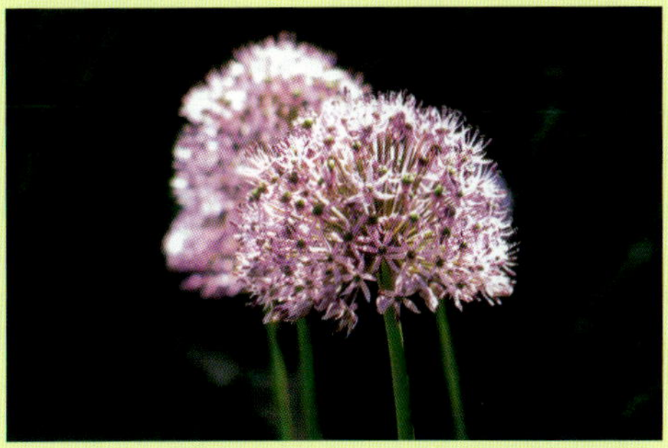

ausgekochtes Marmeladenglas mit Quellwasser getaucht und dort eine Weile gehalten werden. Das Quellwasser kann bei einer meditativen Wanderung geholt werden. Das Aufladen des Wassers mit der Essenz der Blüte lässt sich gut mit einer Pflanzenmeditation oder Gesang verbinden. Etwa eine Viertelstunde lang bleibt die Blüte/die ganze Pflanze ins Quellwasser getaucht, dann holt man sie wieder heraus, verschließt das Glas. Um die Essenz haltbar zu machen, braucht es etwas hochprozentigen Alkohol. Wer den nicht hineingeben will – und es gibt gute Gründe das nicht zu tun, weil die Feinheit der

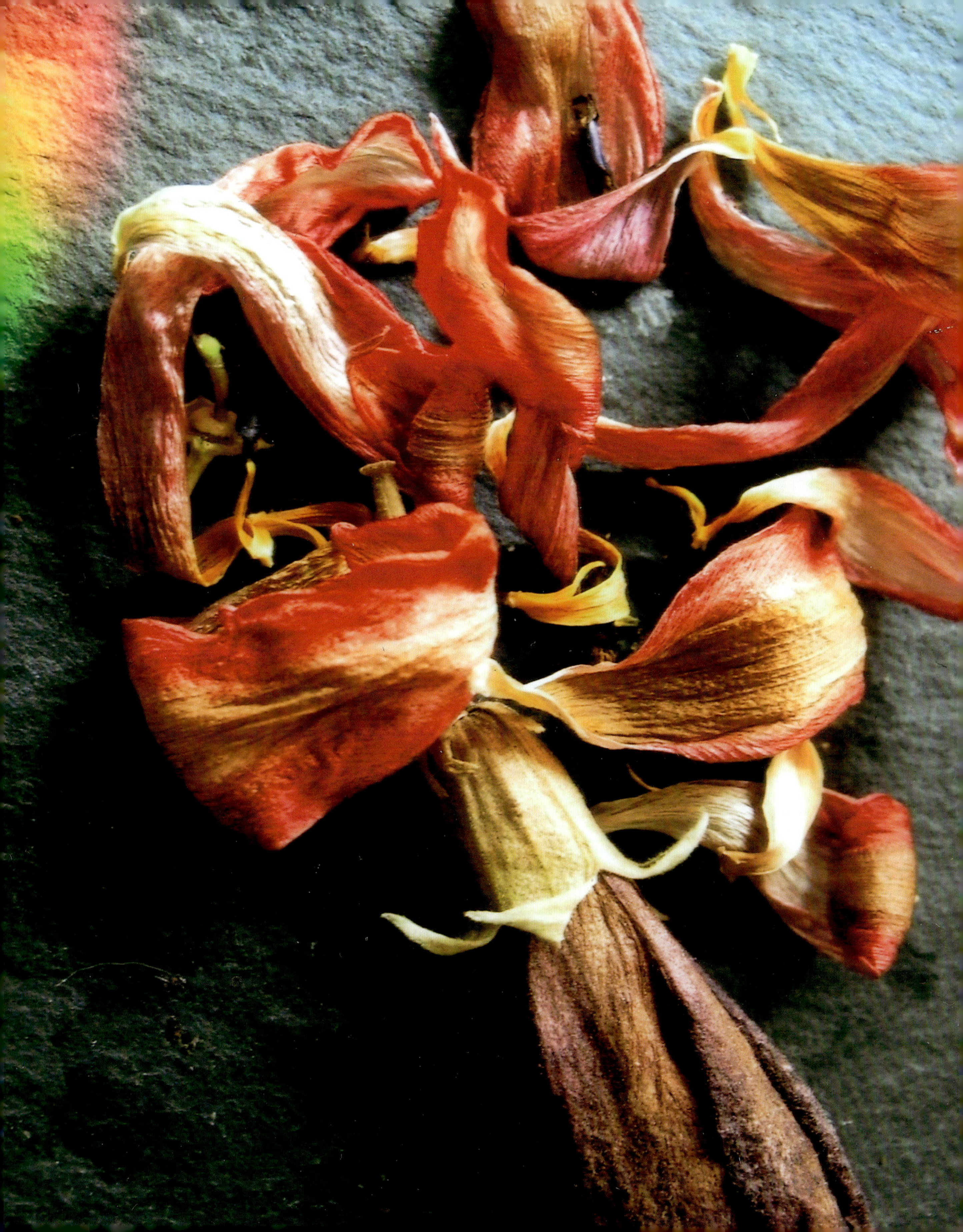

Essenz dadurch gestört werden könnte – verbraucht die Essenz innerhalb der nächsten Woche.

Essenz aus Steinen

Im Winter, wenn es keine Blüten gibt, kann aus Quellwasser eine Stein-Essenz hergestellt werden. Das Quellwasser frisch von der Quelle holen oder gutes Mineralwasser ohne Kohlensäure besorgen. In ein großes Einweckglas den gewünschten – vorher gewaschenen – Stein oder die Steine legen. Das Wasser drübergießen und das Glas verschließen. Ich finde es schön, das Wasser mit den Steinen zu besingen. Besonders günstig für eine Stein-Essenz sind Bergkristalle. Am besten eignen sich Kristalle oder Quarze, die selbst gefunden wurden. Viele Steine aus Mineralienläden wurden poliert und sogar lackiert. Viele sind überhaupt künstlich gezüchtet worden. Die würde ich auf keinen Fall nehmen. Auch Kieselsteine aus einem Bergbach eignen sich für Stein-Essenzen. Die Steine/Mineralien geben etwas von ihrer Energie ab und sorgen für Klarheit.

Tee

Was man mit fünf Fingern greifen kann, reicht für einen halben Liter Tee. Der Tee wird durch eine große Menge Kräuter nicht wirksamer. Wer frische Kräuter für einen Tee verwendet, nimmt zwei, drei Stängel, zum Beispiel von Brennnessel (blasenstärkend), Minze (erfrischend), Artemisia (traumfördernd) oder Zitronenmelisse (erfrischend, reinigend). Von Pflanzen mit starken ätherischen Ölen wie Salbei, Thymian, Baldrian reichen wenige Blätter. Von Rosmarin reicht ein kleiner Stängel. Die aufgebrühten Kräuter die

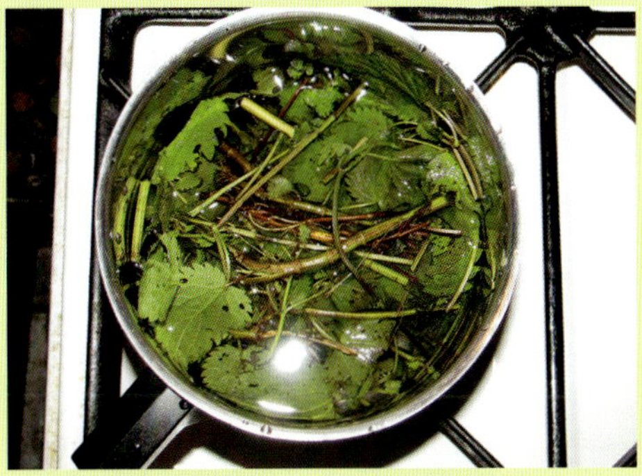

nach Genuss des Tees übrig bleiben, auf keinen Fall einfach wegwerfen. Topfpflanzen und Gartenpflanzen lieben einen zweiten und dritten kalten Aufguss und die Pflanzenreste geben guten Dünger ab. Ich habe damit auch die Bäume in meiner Straße behandelt.

Die Verdauungsorgane überraschen

Einmal im Jahr mache ich mich auf den Weg, um Wacholderbeeren zu holen. Ich kenne einen Platz im Gebirge, wo es viele Wacholderbüsche gibt, auch auf der schwäbischen Alb und in der Schweiz findet man viele. Ich lege mich zu einem Wacholderstrauch und träume mich zuerst hinein, spüre die Kraft, unterhalte mich mit der Wacholdermutter. Dann zupfe ich die blauen Beeren ab. Die Beeren brauchen zwei Jahre, um zu reifen, während einige schon reif und dunkelblau sind, haben andere gerade einmal hellgrüne Farbe angenommen. Die dürfen nicht abgezupft werden. Manchmal ist am Wacholderbusch ein Zweig abgestorben und braun. Den breche ich ab und nehme ihn mit zum Räuchern und ein kleines Stück vom

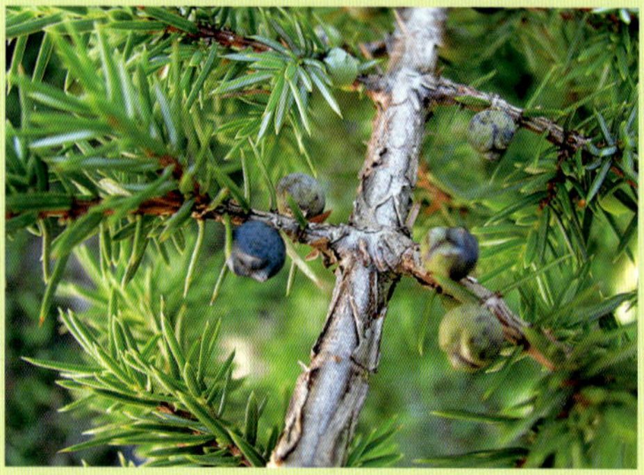

Holz koche ich dann mit fünf Wacholderbeeren in etwa einem Viertelliter Wasser auf und trinke den Sud in kleinen Schlucken. Das trägt zur Stärkung und Reinigung der Verdauungsorgane bei und gibt meinen inneren Organen Nachrichten aus der Wildnis.

Pflanzen haltbar machen

Küchenkräuter bewahren ihren Geschmack am besten, wenn sie frisch geschnitten eingefroren werden. Die medizinische Wirkung einer Pflanze geht so aber fast immer verloren. Um die heilende Energie einer Pflanze abzufragen, ist es, wie schon beschrieben, ideal, direkt dort, wo sie wächst, mit ihr in Kontakt zu treten und eine kleine Menge davon abzupflücken und gleich zu essen. Dadurch können all die wertvollen Informationen lebendig im Körper wirken. Wenn das nicht möglich ist, können sie Pflanzenstängel zusammengebunden und kopfüber an einem dunklen, trockenen, nicht zu warmen Ort zum Trocknen aufgehängt und, wenn sie ganz dürr sind, abgenommen, gleich zerrieben und in dunklen Gläsern aufbewahrt werden.

Fettauszug

Die Inhaltsstoffe von Pflanzen lösen sich besonders gut in Fett. Deshalb lassen sich gut Kräuteröle ansetzen. Das gewünschte Kraut wird in ein verschließbares dunkles Einmachglas gelegt und mit Öl aufgegossen. Olivenöl verbindet sich mit den meisten Kräutern gut, hat aber einen starken Eigengeruch und eine ganz eigene Wirkung. Ganz reines Olivenöl ist an sich schon eine Heilsubstanz, die keine weiteren Zutaten erfordert. Auch Arganöl aus Marokko muss nicht unbedingt mit Kräuterzusätzen vermischt werden. Traubenkernöl und Jojobaöl, Avocadoöl und Sonnenblumenöl lassen sich dagegen gut mit Kräutern ansetzen. Das frische Kraut bleibt etwa eine Woche im Öl, dann seiht man das Öl ab. Die Kräuterreste geben eine gute Maske für die Haut ab. Erst wenn sie die Giftstoffe der Haut aufgenommen haben, wirft man sie auf den Kompost. Ich reibe mit den Kräutern und Ölrückständen Gesicht und Körper ab.

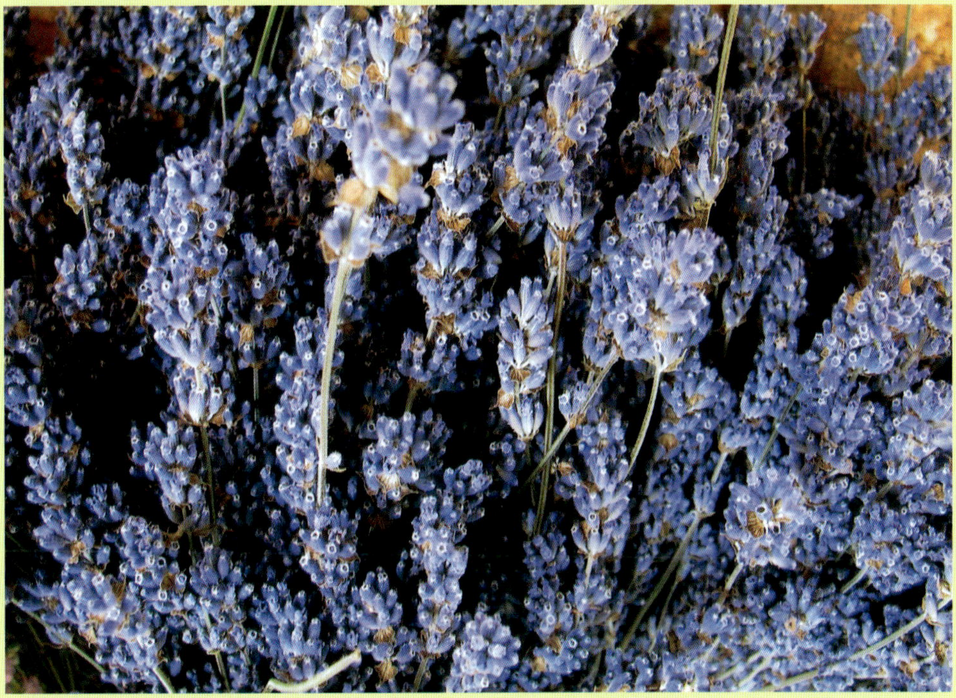

Heiße oder kalte Umschläge

Wer Öl nicht mag, weil es zu fettig ist, kann auch heiße Kräuterauflagen machen. Dazu wird Nesselstoff oder eine Mullwindel mit heißem Wasser getränkt.
Frische Kräuter werden eingelegt, das Tuch einmal umgeschlagen. Den Umschlag, so heiß man ihn verträgt, auflegen und auf der Haut abkühlen lassen (etwa zehn Minuten).
Für kalte Umschläge koche ich einen Tee aus Salbei, Rosmarin oder Thymian, lasse ihn abkühlen, fülle den kalten Kräutertee in ein Gefäß ein, mit dem man Eiswürfel macht, und friere alles ein. Dann kann ich bei Bedarf einen Kräutereiswürfel herausholen und da auflegen, wo ich kühlende Kräuterheilkraft brauche, zum Beispiel bei Kopfweh, Prellungen, Schwellungen.

Räuchern

Getrocknete Rosenblätter (nur Naturrosen, in Zuchtrosen ist zu viel Gift), Huflattichblüten, Schlüsselblumen, Beifuß (Artemisia), Salbei, Rosmarin, Wiesensalbei, Thymian und andere Kräuter eignen sich auch gut zum Räuchern. Voraussetzung: Sie müssen restlos durchgetrocknet sein. Restfeuchtigkeit erzeugt einen unangenehmen Geruch.
Die trockenen Kräuter können leicht in einem Mörser zu einem Pulver zerstoßen werden.

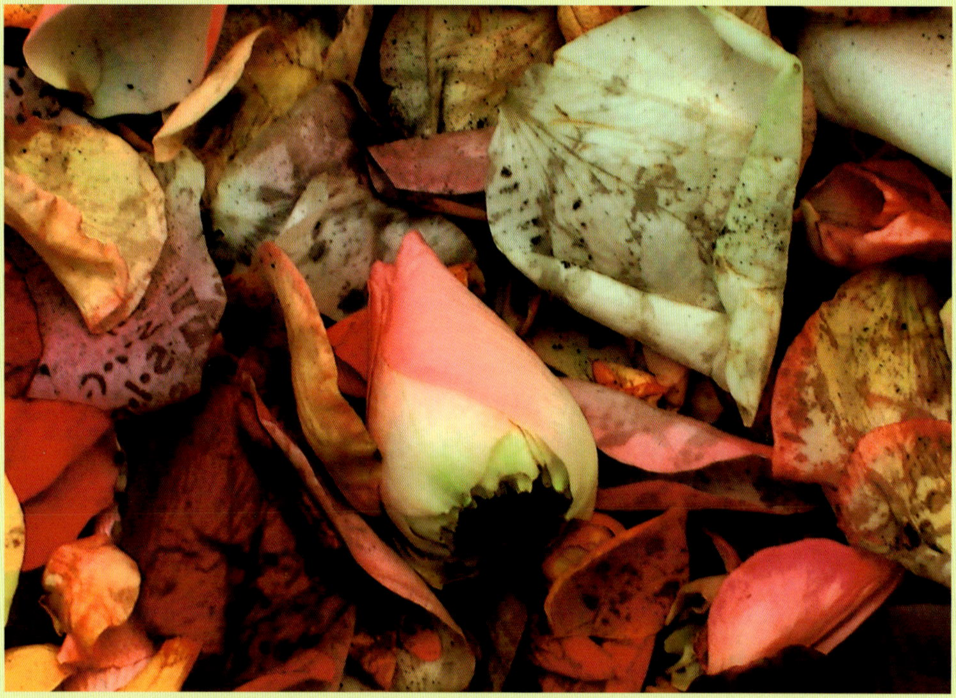

Da Räucherkohle einen starken Eigengeruch hat, ist die beste Art, diese Kräuter zu räuchern, ein aufklappbares Räuchergitter. Es ist rund, besteht aus Metalldraht. Zugeklappt ist es ganz flach und lässt sich überall mitnehmen.
Man klappt das Räuchergestell auf, gibt ein Teelicht hinein und zündet es an. Auf das kleine Gestell kommt ein Stück Alufolie, darauf werden die Kräuter gestreut. Jetzt hat man den reinen Geruch der Kräuter.
(Unter anderem gibt es das Gestell, aber auch köstliche Kräutermischungen bei der Blumenschule in Schongau oder bei Artemisia-Keramik. Beide geben gute Informationen über Kräuter, Pflanzen und Früchte.)

Wurzeltrance

Setz dich an einen ruhigen geschützten Ort im Wald, auf einer Lichtung, vielleicht in deinem Garten. Nimm wahr, was dich umgibt, und schließ dann die Augen. Lass die Geräusche der Umgebung auftauchen. Erlaube deinen Gedanken umherzuziehen, ohne sie zu beeinflussen, und sinke mit der Wahrnehmung gleichzeitig in die Erde. Spüre den Boden, auf dem du sitzt, die Luft, die dich umgibt, die Wärme der Sonne (sie ist da, auch wenn die Sonne nicht scheint). Begleite den Atem durch den Körper und spür, wie du mit jedem Ausatem tiefer in die Erde einsinkst und gleichzeitig höher in den Himmel wächst. Fang an, Wurzeln zu bilden und diese

Wurzeln in die Erde zu graben. Fühle dich von der Erde gehalten und getragen und gleichzeitig vom Himmel nach oben gelockt. Konzentriere dich auf die Kraft der Erde, die durch deine Energiewurzeln in den Körper strömt. Genieße den starken heilenden Strom der Erdenergie im Körper, versuche, ihn in allen Zellen zu spüren.

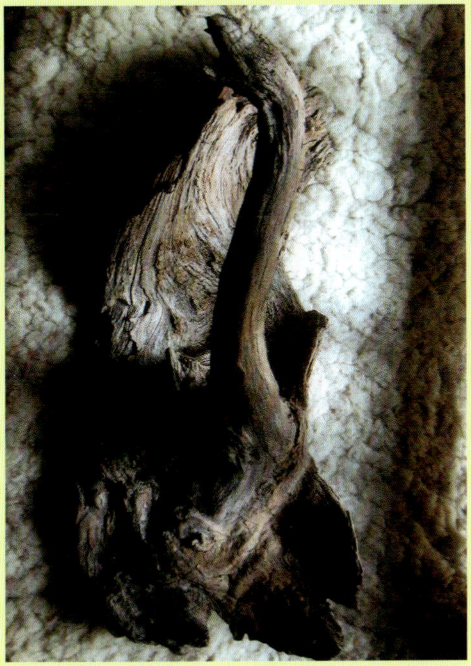

Dann lass den Atem wieder tiefer und körperlicher werden, Zieh die Wurzeln wieder ein in dem Bewusstsein, dass du dich jederzeit mit deinen Energiewurzeln in die Erde graben und so ihre Kraft aufsteigen lassen kannst. Am Ende dieser Trance bedanke dich bei der Erde, bei den Elementen, den Pflanzen um dich herum, den Insekten, Tieren.

Heilwanderung

Krankheiten werden bei uns gern mit Bettruhe und Medikamenten therapiert. Doch gerade bei Krankheiten, bei denen das Immunsystem nicht mehr so richtig hellwach ist, also bei Erkältungen, Verdauungsproblemen, Gelenkschmerzen, Kopfschmerzen, ist es viel besser, in Bewegung zu kommen und mehr Sauerstoff zu sich zu nehmen. Eine Heilwanderung wird am besten in einer Gegend durchgeführt, die frei von Autoverkehr und landschaftlich ansprechend ist. Mehl oder Getreidekörner als Gabe sollten mitgenommen werden. Wer diese Heilwanderung unternimmt, sucht sich einen Ort aus, der einen starken Reiz ausübt, der als besonders heilsam und schön empfunden wird. Während dieser Wanderung soll nicht gesprochen werden, weshalb es nicht schlecht wäre, gleich allein loszugehen. Die Konzentration ist zunächst auf dem Atem. Bewusst die Luft einsaugen und restlos ausatmen, dazu langsam und gleichmäßig gehen. Die Schönheit der Umgebung, der Duft der Pflanzen wird wahrgenommen. Ideal wäre es, barfuß zu gehen, weil die Füße anders sehen als die Augen. Wer barfuß läuft, kann sich Reflexzonenmassagen sparen. Jeder Bereich des Körpers wird durch die Anregung der Fußsohlen berührt und energetisiert. Wer nie ohne Schuhe läuft, beginnt natürlich auf einer weichen Wiese. Während der Wanderung kann man nun Sorgen und Kummer mit dem Ausatem loslassen. Jeder Ausatem befreit den Körper von Sorgen und Belas-

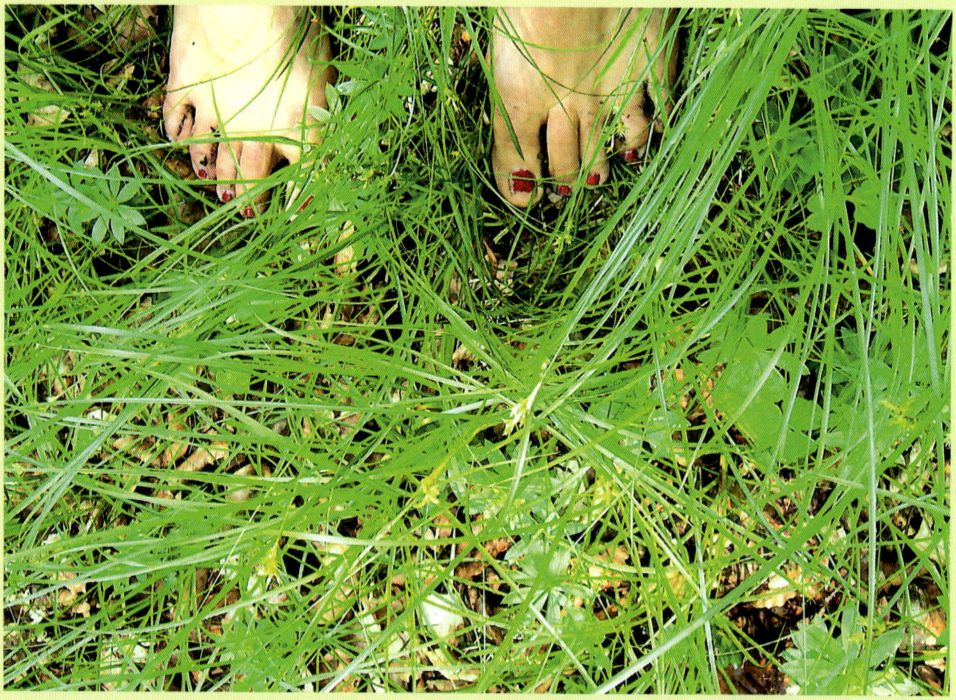

tungen, jeder Einatem nimmt Frische und Fröhlichkeit, Heilung und Kraft auf. Wenn es gut ist, bedankt man sich bei der Erde, den Pflanzen, den Steinen und lässt eine Handvoll Getreidekörner dort. Ich füttere den Wind gern mit Mehl und lege eine Spirale aus Mehl am Ende der Wanderung aus.

Die fünf Universalheilerinnen

Ich habe in Zeiten von Krankheit und Krisen immer wieder alles Mögliche ausprobiert, bin auf teure Medikamente und Nahrungsergänzungsstoffe hereingefallen – nicht tief genug, um mir das alles zu kaufen und aufzuessen, aber doch ein bisschen, zum Beispiel habe ich mir durchaus Vitamine als Tabletten gekauft. Das ist in all den Jahren von mir abgefallen. In dem Maß, wie ich der Natur wieder näherkam, Lust am Experimentieren bekam und alle möglichen Rezepte ausprobierte, wurde ich realistischer, bemerkte die Absicht hinter all den Mitteln und entdeckte die verblüffende Wahrheit: Wer die fünf Universalheilerinnen kennt, sich mit ihnen befreundet, sie besucht, wo sie wachsen, und ihre Lebenskraft studiert, kann sich die komplizierten Tees und Mittelchen, Pillen und Kapseln, Wundermittel und Kuren sparen. Diese fünf sind:

Holunder (die Göttin Holla) Die Göttin selbst sorgt für Nahrung, Heilung und

Freude. Mit ihren Blüten macht sie uns munter, mit den Beeren heilt sie uns von Fieber und Entzündungen, doch am wichtigsten ist, dass sie den Körper in jeder Hinsicht auf dem Laufenden hält. Sie lehrt ihn die Selbstheilung.

Brennnessel (Hekate) ist die Allesheilerin, als Tee reinigt sie Niere und Blase, ihre Wurzeln verkocht, lösen Steinbildungen und heilen die Prostata beim Mann, sie wirkt Entzündungen aller Art entgegen und weckt das Hirn. Sie fördert die Kraft, in andere Seinsebenen zu reisen und gestärkt daraus hervorzugehen. Als Spinat gibt die Brennnessel wertvolle Nahrung

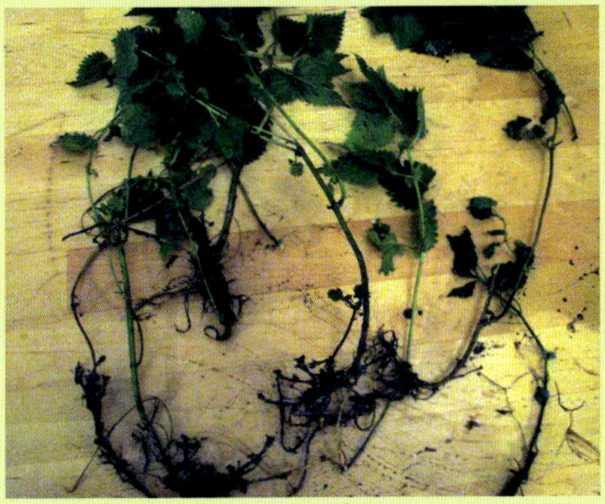

und enthält außer Vitamin C und allen möglichen guten Stoffen auch noch Serotonine, die glücklich machen. Schon während sie gepflückt wird, rüttelt sie die Gelenke wach und als Suppe oder Tee getrunken, wirkt sie Arthritis und Gicht entgegen. Die aufgebrühten Blätter und Wurzeln machen auch den Topfpflanzen noch viel Freude. Wenn man sie nochmals mit kochendem Wasser übergießt und ein paar Tage stehen lässt, entsteht die beliebte stinkende Brennnesseljauche, die jeden teuren Dünger überflüssig macht.

Kohl (Zlata Baba) gehört zu den wertvollsten Nahrungsmitteln überhaupt und ist erfreulicherweise am billigsten, weshalb die Menschen nach dem Krieg gar nicht so schlecht dran waren, denn sie hatten zwar noch keinen Bigmac und der Wienerwald ließ auch noch auf sich warten, doch konnten sich alle mit Kohlsuppe, Weißkraut, Blaukraut und vor allem mit dem unschlagbaren Sauerkraut die Vitamine zuführen, die sie brauchten. Selbstverständlich gab es auch praktisch keine Nahrungsergänzungsmittel, denn die Menschen hatten ja noch kein Geld. Entsprechend wenig Herz- und Kreislauferkrankungen gab es in dieser Zeit.
Kohl gibt es glücklicherweise gerade in der Jahreszeit, wo sonst nicht viel Frisches zu haben ist. Kohl in allen Varianten bringt uns sicher durch den Winter, sorgt für gute Verdauung und heilt Entzündungen und schmerzende Gelenke.

Artemisia (Diana-Artemis) enthält die lebenswichtigen Bitterstoffe, die der Körper braucht, um Zellwachstum und -wissen zu erneuern, Fett abzubauen, die Verdauung und den Schlaf zu fördern, die Träume zu beflügeln, Krankheitserreger zu vertreiben.

Granatapfel (Kubaba) Diese wertvolle Frucht ist der Lebensapfel schlechthin, Heilerin des aus der Balance geratenen

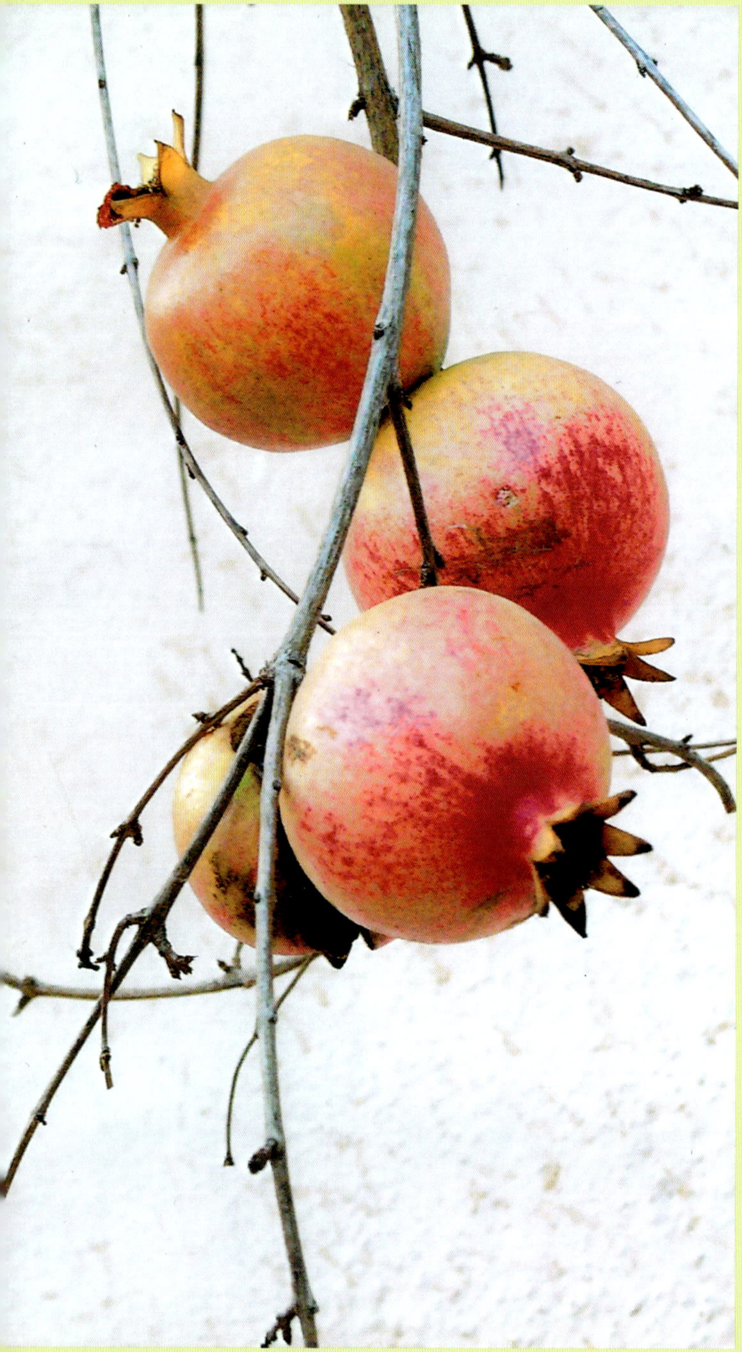

Körpers, Regulatorerin des Wachstums von Zellen. Granatapfelsaft enthält Stoffe, die Wucherungen stoppen und neue Lebenskraft entzünden können. Erntezeit ist im Winter und in dieser Zeit ist auch bei uns in türkischen Geschäften Granatapfelzeit. Reformhäuser verkaufen sogenannten Muttersaft, der besonders intensiv und rein ist und verdünnt werden muss.

Wer Schmerzen, Entzündungen, schlecht heilende Wunden, lebensbedrohliche Krankheiten, Verdauungsprobleme hat und sich nach einem Wundermittel sehnt, möge doch – unabhängig von ärztlicher Behandlung oder Krankenhausaufenthalt – die fünf Heilerinnen anrufen und, wo es passt, ihre Wirkstoffe zu sich nehmen. Das schließt nicht aus, dass vielleicht ärztliche Behandlung oder Operationen nötig sind, doch wird mit der Kraft dieser alten Pflanzen und Göttinnen die Selbstheilungskraft wieder angeregt und diese unterstützt jede ärztliche Maßnahme. Denn ohne die Selbstheilungskräfte kann auch der beste Arzt nichts ausrichten.

ANHANG

Göttinnen, Ahninnen, Wilde Frauen
Pflanzenregister · Literaturhinweise

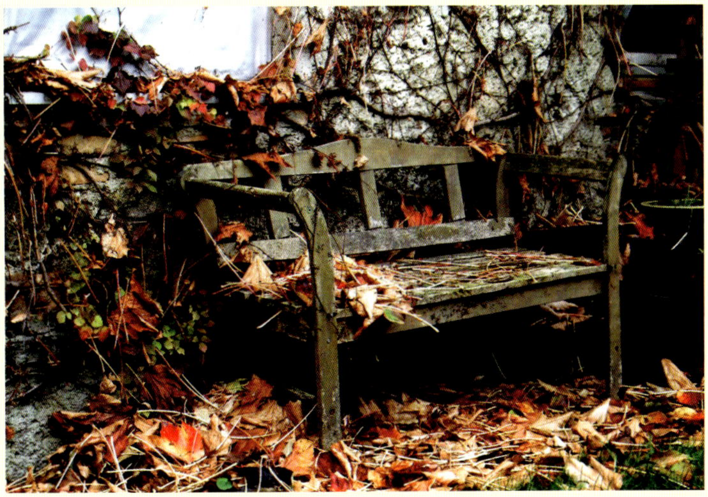

Göttinnen, Ahninnen, wilde Frauen

Artemis–Diana Die jungfräuliche, die nur sich selbst gehörende wilde Frau, die mit den Tieren, mit der Natur, den Pflanzen, den Elementen, den universellen Kräften verbunden ist, die niemandem Rechenschaft ablegt und sich von niemandem domestizieren lässt, ist die Beschützerin nicht nur der Tiere, sondern auch der Frauen, die sich selbst gehören wollen. Sie ist nicht die Kriegerin, als die sie oft dargestellt wird, sie kann kämpfen, doch entscheidend ist ihre harmonische Verbindung zur Natur. Oft wird sie auch als Bärin dargestellt und so heißt sie in der keltischen Mythologie Artio, die Bärengöttin. Die Verehrerinnen der Artemis tanzten für die Göttin, indem sie sich in Bärinnen verwandelten. (91 ff., 145)

Ascherat ist eine der ältesten Baumgöttinnen. Der Name Ashera heißt in Syrien/Mesopotamien Baum und Asherat/Ascherat ist die im Baum verkörperte Frau, die in einem heiligen Hain verehrt und gefeiert wird. Das christliche Tabu, das Göttliche in der Natur zu verehren, kommt vermutlich von dieser alten Zeit, als Göttinnen Bäume waren und in der freien Natur gefeiert und verehrt wurden. (69)

Baba Yaga ist die osteuropäische uralte Muttergöttin. Früher wurde für sie die letzte Korngarbe als Geschenk auf dem Feld stehen gelassen. Sie heißt in manchen Gegenden auch Kornmuhme, das beschreibt sie als nährende Göttin. Wie viele Urgöttinnen wurde auch sie im Christentum zur Kinderfresserin, zur Dämonin, zur grausamen alten Frau. Doch ihre Attribute zeigen, dass sie eigentlich die alte Göttinnentriade verkörpert: das weiße, das rote und das schwarze Ross symbolisieren nicht nur Sonnenaufgang, Sonnenuntergang und Nacht, sondern auch die Junge, die Mutter, die Alte. Die unlösbaren Aufgaben, die Baba Yaga allen stellt, die etwas von ihr wollen, also zum Beispiel Erbsen auszulesen und in ein Fass ohne Boden zu füllen, Wasser mit einem Gefäß ohne Boden zu holen, ähneln den Koans im Zenbuddhismus. Dabei geht es immer darum, das Bodenlose, das nicht mehr mit der Vernunft zu fassende Universelle zuzulassen. Nicht mit dem menschlichen Verstand ein Problem zu lösen, sondern mit Hingabe und Wachheit ganz da zu sein und alle Zusammenhänge in einem Augenblick zu erfassen. (64)

Banshee sitzt auf den Mauern zwischen den Feldern und Wiesen. Sie erscheint Menschen, die mit dem Tod in Berührung kommen werden oder selbst sterben. Banshee ist manchmal grün-golden, manchmal weiß gekleidet und in manchen Nächten ist ihr Weinen zu hören, banshee wail wird es genannt. Sie kann wie eine junge Frau aussehen, doch manchmal erscheint sie den Menschen auch als Gerippe. (32)

Brigid/Bride Die keltische Feuergöttin, wird an Lichtmess gefeiert. Feuer und Wasser sind ihre Elemente. Sie bringt die Fruchtbarkeit in die Natur zurück und symbolisiert auch die Liebe zwischen den Frauen. (114 ff.)

Daphne Apollo verliebte sich in Daphne, stellte ihr nach und war derart rasend, dass er ihr Gewalt antun wollte. Da verwandelte sie sich in einen Olivenbaum. So wurde Daphne, die Nymphe, zur Baumgöttin, die den Menschen Nahrung und Heilung schenkt. (69)

Devi Die indische Naturgöttin, ist vergleichbar

mit den europäischen Feen. Oft wird an einen Frauennamen Devi angehängt, um die göttliche Verbindung zu symbolisieren oder dem Mädchen/der Frau den Schutz der Göttin zu geben. (85)

Elfen leben hauptsächlich in Blüten und Pflanzen und dort können sie sich den Menschen zeigen. Ähnlich wie bei Feen muss der Mensch den halben Weg entgegenkommen, indem er/sie eine Begegnung für möglich hält, dann kommt die Elfe, wie auch die Fee die andere Hälfte des Wegs und kann sich zeigen. (25, 36, 85, 95)

Fänggen/Fenggen sind wilde Berggeister in den Schweizer Bergen, die mit den Stürmen kommen, besonders gern im Winter. Wie alle Elementargeister verstehen sie die Bedürfnisse der Menschen nach Ruhe, Gemütlichkeit, Behaglichkeit nicht und können deshalb störend und bedrohlich sein.
Im Südtiroler Raum heißen diese wilden Frauen und Koboldinnen Fanes. (107)

Feen sind nicht körperliche Wesen, die sich gelegentlich auch durch die Einbildungskraft von Menschen verdichten können und sichtbar werden. Der Begriff »Gute Fee« ist wie »Schutzengel« im deutschen Sprachgebrauch geläufig. Für Kinder gibt es keinen Zweifel, dass Feen existieren und helfen können, Erwachsene müssen sich diese natürliche Überzeugung erst wieder erarbeiten. Zu diesem Zweck gibt es vor allem in England und Irland mittlerweile sogar wissenschaftliche Werke, die sich mit Feen auseinandersetzen. (25, 36 f., 85, 95)

Freya Die germanische Baumgöttin, die oft als Mischwesen zwischen Baum und Frau dargestellt wird, ist auch die Göttin der Wildnis, der Sturmnächte, der Toten. Sie fährt mit einem Wagen durch die Luft, der von Katzen gezogen wird. Sie bringt Fruchtbarkeit und Tod, sie nährt in Frauen die wilde Kraft. Sie ist die Jungfrau im alten Sinn: die Frau, die sich paart, mit wem sie will. (67)

Ganggerl oder Gangerl sind Elementargeister, die im christlichen Glauben zu Teufeln verkommen sind. Wilde unbezähmbare Geistwesen sind sie, die sich nicht durch Opfer oder Schöntun einfangen lassen. Sie entsprechen am ehesten den indianischen Heyoka, diesen Wesen, die alles verkehrt herum tun und alles verdrehen. Auch die afrikanische Gottheit Eshu ähnelt dem Ganggerl, lässt sich nicht berechnen, fangen, besänftigen, korrumpieren. Wild und wahrhaftig fährt das Ganggerl ein und stört die gemütliche Verlogenheit. (107)

Hel ist die germanische Hüterin der Toten. Wer stirbt kommt zu ihr, ob arm, ob reich. Alle müssen den Hel-Weg gehen. Sie prüft die Toten mit dem »schreienden Stuhl«, wer den nicht erträgt erleidet Hel-Qualen. Denn nichts anderes ist die »Hölle«, das Reich der Hel. (29, 32, 53)

Hestia Die Herdgöttin und Beschützerin des Hauses/des Haushalts wird von ihren Priesterinnen in einem heiligen Hain verehrt. Sie ist die Hüterin des Feuers, der Nahrung und der Frauen. Nur junge Frauen, die noch keine sexuellen Kontakte mit Männern hatten, sind ihre Priesterinnen. (69 f.)

Holla Auch Holle, ist wie Freya Baumgöttin. Der Holunder IST die Göttin selbst, weshalb wir zwar seine Blüten, seine Früchte, seine Blätter als Nahrung und Heilung nutzen sollen, jedoch niemals das Holz verbrennen dürfen, weil es bedeutet, die Göttin zu verbrennen. Wer einen Holunder fällt oder zerstört, wird das auf irgendeine Art büßen müssen. Holla ist eine Vegetationsgöttin, die auch über die Jahreszeiten wacht: Im Märchen muss das Mädchen auf dem Weg zur Holle deren Betten schütteln, es also schneien lassen. Dass das Brot aus dem Ofen geholt, der Apfelbaum geschüttelt und geräumt werden muss, weist auch darauf hin, dass Holla Respekt vor Nahrung und Pflanzen fordert und diejenigen bestraft, die achtlos damit umgehen. (67 ff., 144)

Hygieia / Salus Die Heilgöttin der Griechen (Hygieia) und der Römer (Salus) trägt eine Schale mit Wasser, symbolisch dafür, dass etwas ins Fließen gebracht wird, und eine Schlange, die Natter, die sich häutet und für Wiedergeburt steht. Die Mythen über die Krönchennatter oder die Hausnatter haben viel mit der Heilgöttin zu tun. Wer die Natter füttert, wer sie liebt und sich nicht vor ihr fürchtet, bleibt gesund und glücklich. Wer sie tötet, tötet die wilde Kraft in sich selbst ab. In vielen Sagen von der Hausnatter ist es der Bauer, der nicht einsieht, dass wertvolle Nahrung an die Natter »verschwendet« wird. Dieses lineare Denken, das nur den eigenen Vorteil kennt und nur an Gewinn interessiert ist, führt letztlich zum Untergang. So sind die Heilgöttinnen Hygieia und Salus nicht nur Heilerinnen, sondern auch zuständig für die Harmonie zwischen Geist und Seele. Sie bringen alles ins Fließen und erinnern an den notwendigen Prozess der Häutung. (47 f., 98 f.)

Luzia ist die Licht- und Feuergöttin der nordischen Mythologie. Sie bringt Licht und Wärme in die dunkle Zeit. Am 21. Dezember wird sie in Schweden mit einem Lichtkranz auf dem Kopf gefeiert. Im mitteleuropäischen Raum ist der 13. Dezember der Luzientag. Lichtschifflein werden in Bäche und Flüsse gesetzt mit dem Wunsch, dass es nach der dunklen Zeit wieder hell und warm werden soll. (113 f.)

Maya wird oft als Göttin der Illusion bezeichnet, doch das ist nur die halbe Wahrheit, denn sie ist die Göttin der Erscheinungen, des Verschwindens, der Projektionen, der Imagination – und die ist ja auch ein Teil der Wirklichkeit. (79 f.,82)

Die drei Nornen Urd, Verdanda, Skuld sitzen unter der Esche Yggdrasil, dem Weltenbaum, spinnen, messen und schneiden den Lebensfaden. Die Spinnerin im Märchen steht für die Schicksalsgöttinnen. Im Märchen von der Müllerstochter heißen die drei Göttinnen Breitfuß, Breitdaum, Breitlipp. Menschen versuchen immer wieder, mit den Schicksalsfrauen einen Deal zu machen oder sie auszutricksen. Bisher ist es noch keinem sterblichen Wesen gelungen, unsterblich zu werden. (61 f.)

Percht ist die alpenländische Hüterin der Verstorbenen, der Seelen. Mit Halloween (Allerheiligen/Allerseelen) beginnt ihre Zeit. Sie zieht nachts oft im Sturm über die Berge, durch die Dörfer und Siedlungen der Menschen. Sie liebt weiße Speisen und in den Raunächten gibt es Gelegenheit, ihr zu begegnen. Doch sollte diese Begegnung mit Respekt und Liebe gesucht werden. Denn wer die Percht herausfordert, bekommt die Macht der Urgewalten zu spüren. Die Percht hat einen Wagen, der von Hunden gezogen wird. Ihr Gesicht ist von ihren Haaren verhüllt. Manchmal kommt sie auch rückwärts daher. (53, 67, 86 ff., 106)

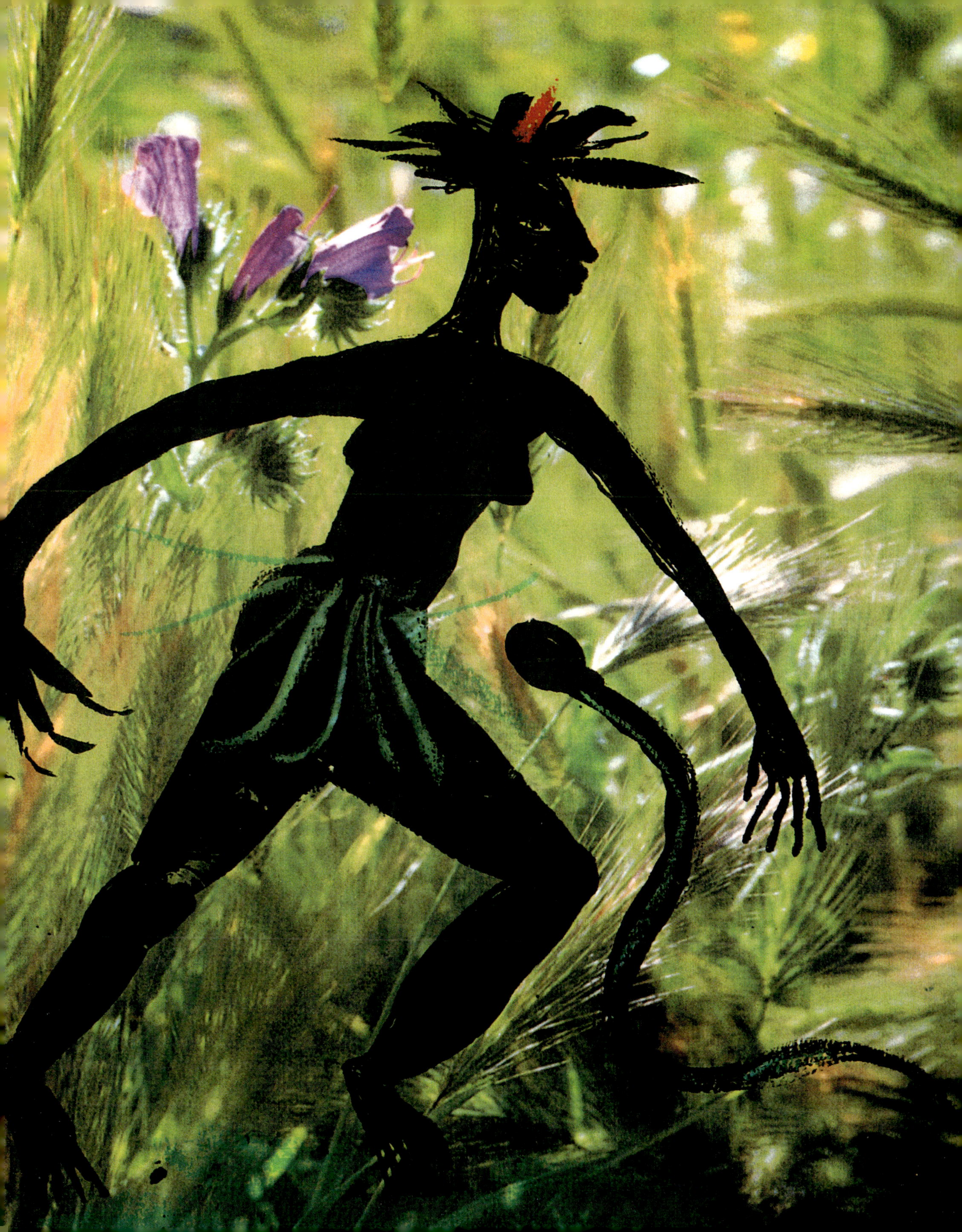

Peri Wie die indische Devi und die europäische Fee ist die Peri eine Pflanzenfee, eine Naturgöttin in der Türkei oder im Iran. Sie kann Tiergestalt annehmen und die Menschen bestrafen, wenn sie mit der Natur schlecht umgehen. Wer aber die Natur liebt und gern mit Pflanzen und Tieren umgeht, kann von der Peri belohnt werden. (85)

Pythia ist die Orakelpriesterin von Delphi. Ihr Name lässt darauf schließen, dass sie mit Schlangen zu tun hatte und möglicherweise eine Priesterin der Schlangengöttin war. Pythia las die Orakel aus dem Rauch von Lorbeerblättern, die eine leicht halluzinogene Wirkung haben, wenn sie verbrannt werden. Ihre Sprüche waren »so vage, dass man alles daraus lesen konnte«, sagen die Kritiker der Weissagung. Doch wer in die anderen Ebenen der Wirklichkeit reist, bekommt eben nicht Uhrzeit, Datum und Zahlen, sondern nur die Energie, die sich entwickelt. (69)

Salige Frau, auch die Weidenfrau, aber womöglich auch Salus, die Heilgöttin, ist die heilende, beschützende Frau der Alpen. Bei ihr lernen manche Kinder die Weisheit der Natur. Sie belohnt Mädchen und junge Frauen, die zu ihr kommen, und bestraft Übeltäter. (98ff.)

Sara-Kali ist die Madonna/Göttin der fahrenden Völker. Aus der dunklen Göttin wurde Maria. Eine Statue dieser dunklen Mischung zwischen Göttin und Gottesmutter wird jedes Jahr nach Sainte-Marie-de-la-Mer gebracht und dort ins Meer getragen, was auch einen Hinweis auf die uralte Verbindung zwischen Mutter (mère) und Meer (mer) gibt. In manchen Kirchen gibt es noch schwarze Madonnen, deren dunkle Farbe von Mesnern und Pfarrern gern mit »Schwärzung durch Rauch« erklärt wird. Würden wir endlich zugeben, dass wir aus Afrika stammen, dass die ursprüngliche Mutter aller Menschen schwarz ist und die ursprüngliche Göttin auch, müssten wir vom hohen Ross der weißen Überheblichkeit steigen. (41 ff.)

Sedna Die Inuitgöttin des Meeres lebt auf dem Meeresgrund, wo sie in einem Kessel alles kocht, was es auf der Welt an Pflanzen, Tieren und Steinen so gibt. Wer etwas von ihr will, muss sich zu ihr auf die Reise ins Meer machen, über eine gefrorene Brücke balancieren und gleich ihr Haar kämmen, weil sie das liebt. Dann gewährt sie einen Wunsch. (118 f.)

Tanna Die Steingöttin aus Südtirol ist die Hüterin der Berge, der Felsen, der Steine. Nach ihrem unglücklichen Ausflug in die Menschenwelt, bei dem ein Hirte, dem sie geholfen hatte, sie verriet und mit ihr nichts zu tun haben wollte, ja, sie gar nicht mehr erkannte, kehrte sie in die Welt der Steine zurück und musste Ewigkeiten zwischen menschlicher und steinerner Existenz ausharren, bis sie wieder von den Steinen aufgenommen wurde. Nun nimmt sie auf Menschen keine Rücksicht mehr. Dass Steinschlag, Muren, Erdrutsche und Felsabstürze häufiger vorkommen, wird niemandem entgangen sein ... (54)

Tödin In der indischen Mythologie ist Kali die Begleiterin in Leben und Tod, in nordischen Mythen ist es Hel, die Hüterin des Totenreichs. Über eine – oft gefrorene und deshalb schlüpfrige – Brücke führt der Weg zu ihr.
Die keltische Banshee sitzt in einem Kleid aus grünem und goldenem Licht auf der Mauer zwischen Leben und Tod und lockt mit ihrem Gesang die Menschen in Grenzbereiche, aus denen

sie manchmal nicht zurückkehren können. Auch die Loreleysage spielt mit dieser Idee. Wer sich zu weit ins Reich der Tödin wagt, findet den Weg zurück in den Körper nicht mehr. Doch wer respektvoll mit ihr in Kontakt tritt, kann durchaus wertvolles Wissen und Erneuerung von ihr erlangen. (29 ff.)

Truden sind Elementargeister, die die wilde Kraft der Natur verkörpern und gern mit dem Zug der Percht mitreisen. Den Truden sind die braven Frauen ein Gräuel. Sie verabscheuen Angepasstheit und verlogene Bescheidenheit. Wo die Truden auftauchen, werden Ehefrauen unruhig. Das wird im Volksmund auch »Truddrucken« genannt, diese Unruhe, die Albträume, die Unzufriedenheit. Manchmal wurde deshalb gegen die Truden ein Messer in den Bettkasten gesteckt, dass sie sich daran schneiden und wieder fortgehen sollten. Geholfen hat's allerdings nicht. (107)

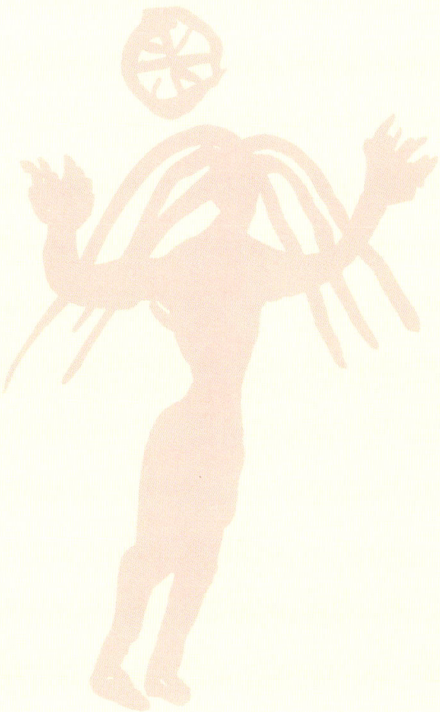

Pflanzenregister

Algen 118 ff.
Baldrian 31, 81 ff., 136, 139
Bärenklau 33
Beifuß 92ff., 97, 107, 139, 141 f., 145
Beinwell 88 ff., 136 f.
Blauer Eisenhut 28 ff., 33
Blutweiderich 85
Brennnessel 20, 40, 73 ff., 77 ff., 107, 130 f., 134, 139, 145
Efeu 32, 113 f., 116 f.
Engelwurz 136
Esche 40, 43, 61 ff., 74
Hagebutte 71 ff., 132
Holunder 67 ff., 74 f., 85, 105, 131, 144 f., 150
Kamille 45 ff., 136
Kresse 108, 130, 132
Löwenzahn 107 f., 130
Lorbeer 69, 78, 106, 151
Mädesüß 40, 83 ff.
Minze 40, 85 f., 131, 139
Mistel 113 f.
Olive 116, 122, 140
Salbei 14 ff., 30, 104 ff., 116, 131 f., 136, 139, 141
Schöllkraut 20
Spitzwegerich 28, 45 ff., 131
Springkraut 39 ff., 44
Thymian 107 ff., 132, 136, 139, 141
Tollkirsche 30, 33
Wacholder 55, 78, 104 ff., 112, 139 f.
Weide 98 ff.

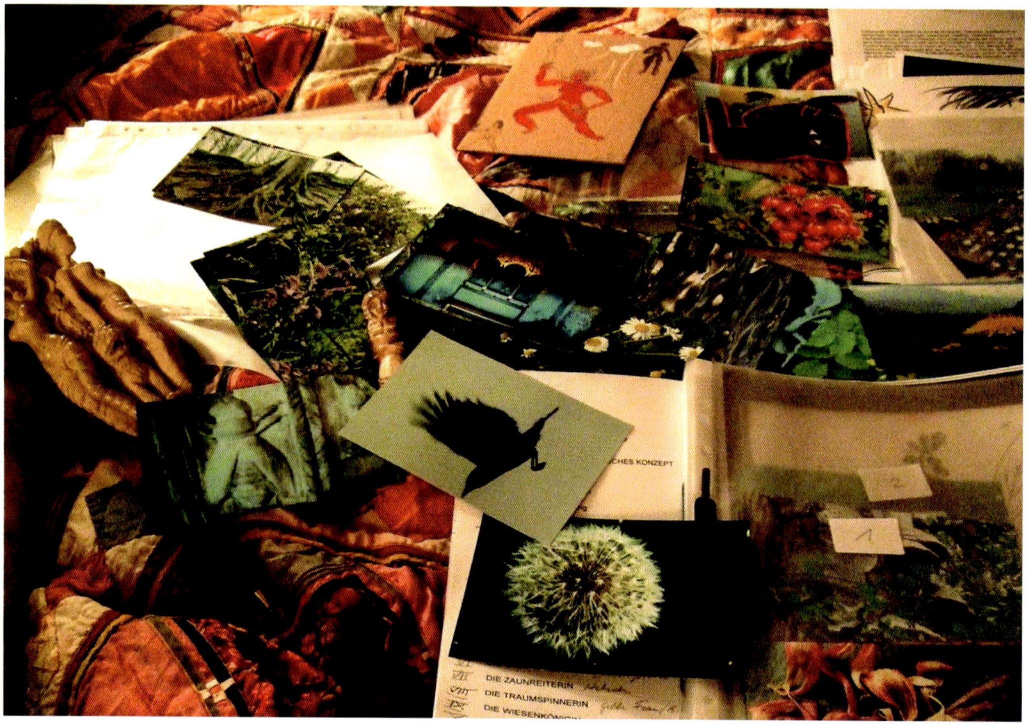

Literaturhinweise

Von mir gibt es zum Thema Magie, Steine, Pflanzen, Rituale, Heilung, Geld unter anderem: »Das Gras wachsen hören«, »Die Magie des Ankommens«, »Das magische Kochbuch«, »Die magische Kunst das Glück zu locken«, »Hexenbesen Zauberkraut«, »Kubabas Granatapfel«, »Wohnungen der Geister«, alle im nymphenburger Verlag.

»Auf Katzenpfoten zur Nirwanarolle«, »Die Sprache der Traumzeit«, »Der Wilde Blick«, »Drachenzeit«, »Drei Wünsche«, »Einschlafen Träumen Ausschlafen«, »Hundstage Krokodilstränen«, »Mond Tanz Magie«, »Starke Medizin«, »Steinreich«, »Zaubergarn«, alle im Verlag Frauenoffensive.

Alle Bücher von Susanne Fischer-Rizzi beschäftigen sich mit Kräutern, Pflanzen, Räucherwerk, Heilsubstanzen und sind gute Begleiter auf dem Weg zu Freundschaften mit Pflanzen.

Die Bücher von Irene Dalichow bringen uns Zimt und Gewürze näher z.B. »Zimt für ein gesundes Leben« (Herbig 2006). Ab März 2009 gibt es ihr Buch »Bienengeheimnisse«.

In dem Zyklus »Lilith und Mermaid begegnen einander« beschreibt Ute Schiran den feinstofflichen magischen Raum der Göttinnenenergie.

Von Kosmos kompakt gibt es »Heilpflanzen«, ein Büchlein, das gut auf Wanderungen mitgenommen werden kann. Auch der Kosmos Pflanzenführer ist sehr hilfreich für das bessere Verständnis von Pflanzen.

Der BLV-Tier- und -Pflanzenführer gibt einen guten Überblick über Pflanzen, Pilze, ihre Standorte und ihre Inhaltsstoffe und über die Insekten und Tiere des Waldes und der Natur. Wer sich auf den Weg macht, um die Natur kennenzulernen, kann dieses Büchlein mitnehmen.

Der Kröner Verlag hat eine Reihe von Lexika veröffentlicht, die ich sehr anregend und gut recherchiert finde. Zum Beispiel Manfred Lurkers »Lexikon der Götter und Dämonen« (obwohl überdurchschnittlich viele weibliche Göttinnen und Dämoninnen vorkommen, bleibt der Titel natürlich männlich), Manfred Lurkers »Wörterbuch der Symbolik« oder Walter Hirschbergs »Wörterbuch der Völkerkunde« usw.

Tipps und Adressen

Wer selbst keine Kräuteressenzen, Tees und andere Produkte herstellen will, kann sich an folgende Kräuterkundige wenden, die im Einklang mit der Natur arbeiten. Natürlich kann ich nicht alle empfehlenswerten Adressen nennen, hier also nur eine kleine Auswahl:

www.susanne-fischer-rizzi.de
Sie ist für mich die Frau, die am meisten weiß über Kräuter, Räuchern, Heilsubstanzen.

www.schlangenberg.at
Angelika Aliti stellt vor allem feinste essenzielle Öle her.

www.storl.de

www.artemisia-keramik.de
Hier gibt es Räucherwerk vom Feinsten.

www.pfeiffenthaler.de
Agnes Pfeiffenthaler führt neben einem Wirtshaus auch einen kleinen Laden, wo es Kräuter, Tees, Essenzen und noch viel mehr zu kaufen gibt. Ihr Buch »Feine Geheimnisse« enthält ungewöhnliche Rezepte für köstliche Gerichte.

Bei www.montaniola.ch gibt es reine Naturprodukte aus der Schweiz.

www.utanet.at
Ulrike Brand und Wildgard Faber bieten die ganze Palette von Kräuterköstlichkeiten.

www.artemisia-garten.de ist ein Bioland-Kräuter- und Staudengarten, in dem alte Pflanzensorten gezüchtet und allerhand feine Produkte hergestellt werden.

www.blumenschule.de
Diese fantasievolle, magische Gärtnerei in Schongau ist wirklich einen Besuch wert. Unzählige Tomatensorten werden hier gezüchtet, Kräuter, Gemüsepflanzen, Wildpflanzen, Blumen. Es gibt eine Weidenhütte und einen Ritualplatz.

Hanne Knodt, Buchholzerstr. 16, 31609 Balge, Tel.: 0049-5022-1099 stellt magische Essenzen für spirituelle Arbeit und Heilung her.

Marianne Reinert, Heilpraktikerin und Kräuterpädagogin, bringt mit »Saarvoir Vivre« Menschen und Kräuter zusammen. Ihr Motto: Vom Genuss zur Heilung.
Auf der Flecht 1, 66663 Merzig.

Die Göttin S. 111 und andere gibt´s bei www.kunsthofklapfenberg.de

Heilsteine würde ich nicht einfach in einem Geschäft kaufen, sondern selbst in der Natur oder bei Menschen finden, die sich mit Mineralien beschäftigen. Mineralienmessen und dort vor allem die Sammler-Abteilungen sind gute Orte, um Entdeckungen zu machen, um von Steinen gefunden zu werden.

Wer an magischen Steinen interessiert ist, kann sich gern auch über meine Internetseite an mich wenden: www.salamandra.de